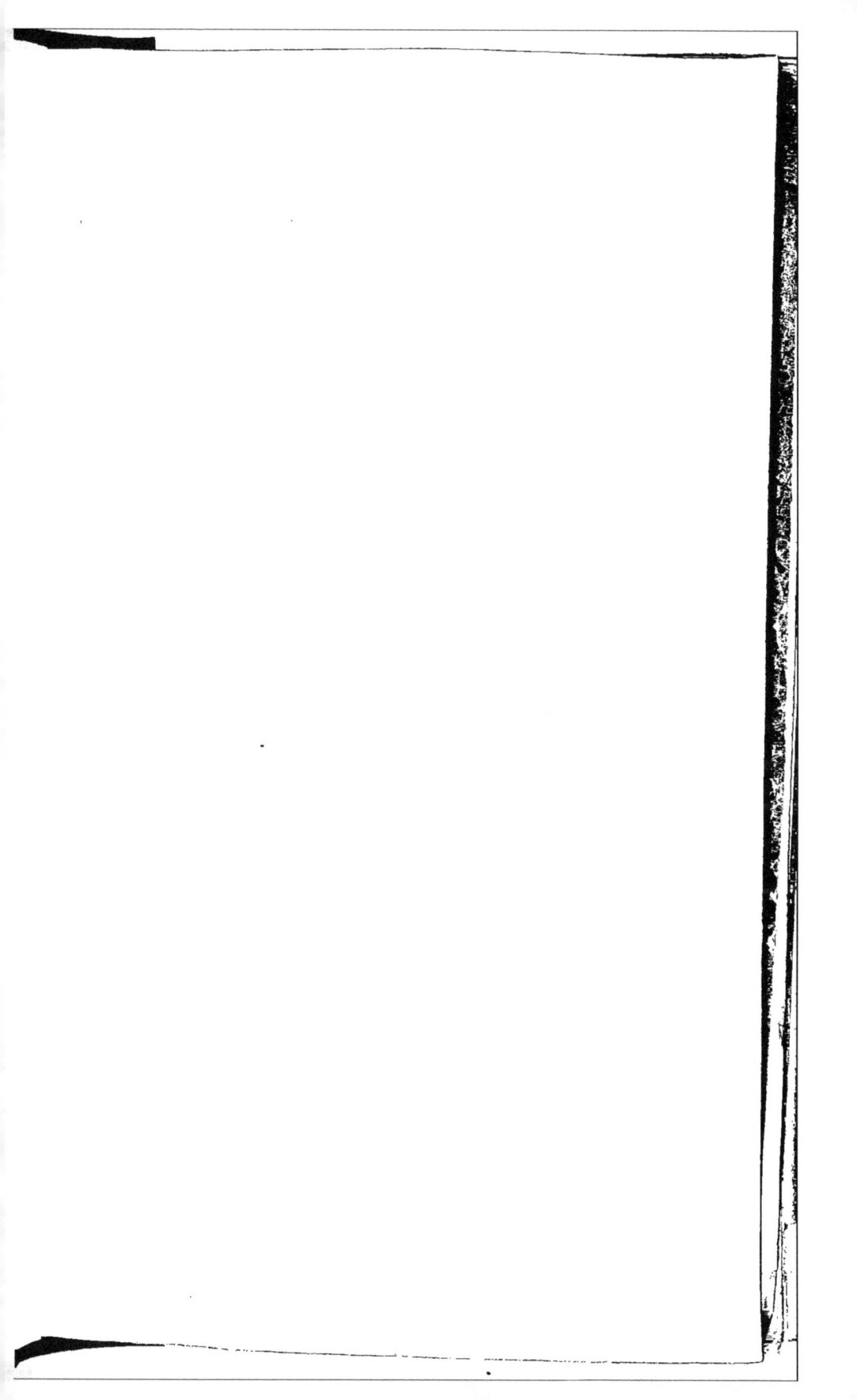

T a 9
A

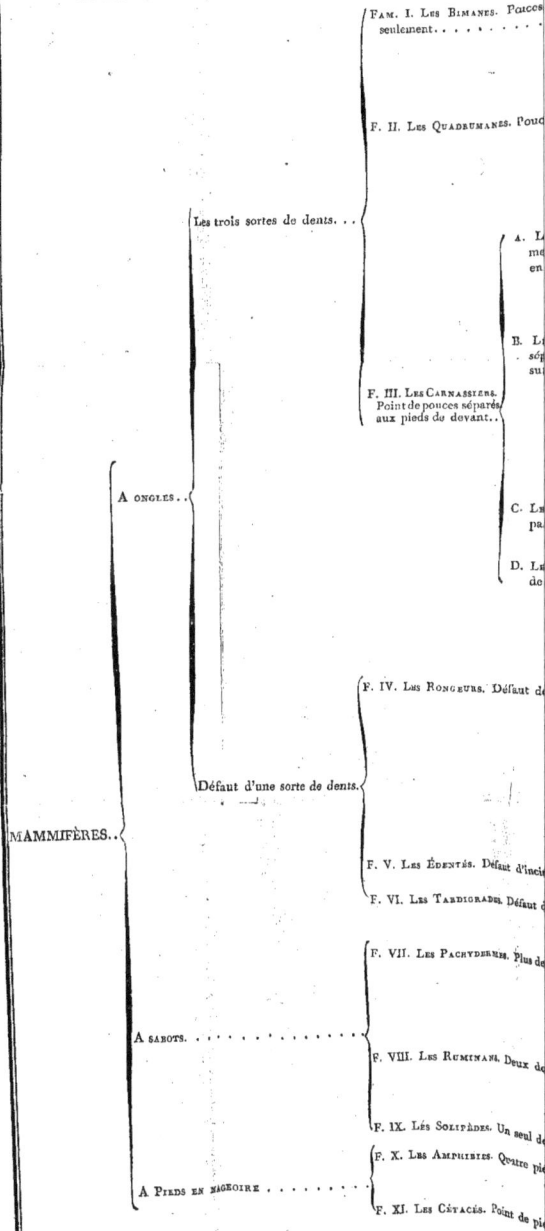

TABLEAU GÉNÉRAL DES

ANIMAUX. . . . . . . {
  Vertébrés. . . . . { Sang chaud : cœur à deux ventricules. { ...
    Sang froid : cœur à un ventricule . . . {
  Invertébrés. . . . { Des vaisseaux sanguins . . . . {
    Point de vaisseaux sanguins. . . . . {

PREMIER

CLASSIFICATION D

Fam. I. Les Bimanes. Pouces seulement . . . .

F. II. Les Quadrumanes. Pouc

Les trois sortes de dents. . .

    A. L... me... en...

    B. L... sép... su...

F. III. Les Carnassiers.
Point de pouces séparés
aux pieds de devant. .

    C. L... pa...

    D. L... de...

A ongles . .

F. IV. Les Rongeurs. Défaut d

Défaut d'une sorte de dents.

MAMMIFÈRES. .

F. V. Les Édentés. Défaut d'inci

F. VI. Les Tardigrades. Défaut d

F. VII. Les Pachydermes. Plus de

A sabots. . . . .

F. VIII. Les Ruminans. Deux de

F. IX. Les Solipèdes. Un seul d

F. X. Les Amphibies. Quatre pie

A pieds en nageoire . . . .

F. XI. Les Cétacés. Point de pie

DES CLASSES DES ANIMAUX.

ventricules. {	Vivipares : des mamelles	1. Mammifères.	*Mammalia.*
	Vivipares : point de mamelles	2. Oiseaux.	*Aves.*
tricule .... {	Les poumons, accompagnés quelquefois de branchies	3. Reptiles.	*Amphibia.*
	Les branchies sans poumons	4. Poissons.	*Pisces.*
..... {	Une moelle épinière simple : point de membres articulés	5. Mollusques.	*Mollusca.*
	Une moelle épinière noueuse : point de membres articulés	6. Vers.	*Vermes.*
	Une moelle épinière noueuse : des membres articulés	7. Crustacés.	*Crustacea.*
s...... {	Une moelle épinière noueuse : des membres articulés	8. Insectes.	*Insecta.*
	Point de moelle épinière : point de membres articulés	9. Zoophytes.	*Zoophyta.*

IER TABLEAU.

N DES MAMMIFÈRES.

BIMANES. Pouces séparés aux extrémités supérieures } Homme........ *Homo.*

QUADRUMANES. Pouces séparés aux quatre pieds ....

Singes	*Simia*	Orang	*Pithecus.*
		Sapajous	*Callitrix.*
		Guenons	*Cercopithecus.*
		Macaques	*Cynocephalus.*
		Babouins	*Papio.*
		Alouates	*Cebus.*
Makis	*Lemur*	Makis	*Lemur.*
		Indris	*Indria.*
		Loris	*Loris.*
		Galagos	*Galago.*
		Tarsiers	*Tarsius.*

A. LES CHIROPTÈRES. Mains alongées : membranes s'étendant du col à l'anus, entre les pieds . . . .

Chauves-souris .	*Vespertilio*	Roussettes	*Pteropus.*
		Chauves-souris ..	*Vespertilio.*
		Rhinolophes	*Rhinolophus.*
		Phyllostomes ..	*Phyllostoma.*
		Noctilions	*Noctilio.*
Galéopithèques .	*Galeopithecus.*		

B. LES PLANTIGRADES. Point de pouces séparés : plante entière du pied appuyée sur le sol . . . .

Hérissons	*Erinaceus*	Hérissons	*Erinaceus.*
		Tanrecs	*Setiger.*
Musaraignes	*Sorex*	Musaraigne	*Sorex.*
		Desman	*Mygale.*
		Chryso-Clore ..	*Chryso-Chloris.*
		Scalops	*Scalops.*
Taupes	*Talpa.*		
Ours	*Ursus*	Ours	*Ursus.*
		Blaireaux	*Taxus.*
		Coatis	*Nasua.*
		Ratons	*Procyon.*
		Kinkajous	*Potos.*
		Mangoustes ..	*Ichneumon.*

ARNASSIERS. uces séparés de devant..

C. LES CARNIVORES. Point de pouces séparés : pieds n'appuyant que sur les doigts

Martes	*Mustela*	Marte	*Mustela.*
		Loutres	*Lutra.*
		Moufettes	*Mephitis.*
Civettes	*Viverra.*		
Chats	*Felis.*		
Chiens	*Canis*	Chien	*Canis.*
		Hyènes	*Hyaena.*

D. LES PÉDIMANES. Pouces séparés aux pieds de derrière seulement . . . .

Didelphes	*Didelphis*	Sarigues	*Didelphis.*
		Dasyures	*Dasyurus.*
		Phalangers ..	*Phalangista.*

RONGEURS. Défaut de canines seulement . . . .

Kangurous	*Kanguros.*		
Porc-épics	*Hystrix.*		
Lièvres	*Lepus*	Lièvres	*Lepus.*
		Pica	*Lagomys.*
Cabiais	*Cavia*	Cabiais	*Hydrochaerus.*
		Agoutis	*Cavia.*
Castors	*Castor.*		
Écureuils	*Sciurus*	Polatouches ..	*Pteromys.*
		Écureuils	*Sciurus.*
Aye-Aye	*Cheiromys.*		
Rats	*Mus*	Marmottes ..	*Arctomys.*
		Campagnols ..	*Lemmus.*
		Ondatra	*Fiber.*
		Rats	*Mus.*
		Hamsters	*Cricetus.*
		Rats-taupes ..	*Spalax.*
		Gerboises	*Dipus.*
		Loirs	*Myoxus.*

ÉDENTÉS. Défaut d'incisives et de canines . . . . . .

Fourmiliers	*Myrmecophaga.*	Fourmiliers	*Myrmecophaga.*
Oryctéropes	*Orycteropus.*	Échidnés	*Echidna.*
Tatous	*Dasypus.*	Pangolins	*Manis.*

TARDIGRADES. Défaut d'incisives seulement . . . . . .

Paresseux .... *Bradypus* ...... Mégathers .... *Megatherium.*

PACHYDERMES. Plus de deux doigts : plus de deux sabots ....

Éléphans	*Elephas.*	
Tapirs	*Tapirus.*	
Cochons	*Sus.*	
Hippopotames ..	*Hippopotamus.*	
Daman	*Hyrax.*	
Rhinocéros	*Rhinoceros.*	

RUMINANS. Deux doigts : deux sabots . . . .

Chameaux	*Camelus*	Chameau	*Camelus.*
		Lama	*Lama.*
Chevrotins	*Moschus.*		
Cerfs	*Cervus.*		
Giraffe	*Camelo-Pardalis.*		
Antilopes	*Antilope.*		
Chèvres	*Capra.*		
Brebis	*Ovis.*		
Bœufs	*Bos.*		

SOLIPÈDES. Un seul doigt : un seul sabot . . . . . Cheval ...... *Equus.*

AMPHIBIES. Quatre pieds . . . . . .

Phoques	*Phoca.*	
Morses	*Trichecus.*	

CÉTACÉS. Point de pieds de derrière . . . .

Lamantins	*Manatus.*	
Dauphins	*Delphinus.*	
Cachalots	*Physeter.*	
Baleines	*Balaena.*	
Narval	*Monodon.*	

CLASSIFICATIO

OISEAUX..

- Pieds courts ; doigts armés d'ongles forts ; bec crochu. . . . . RAPACES. . . . . ACCIPITRES. . .
  - Tête et par
  - Tête couver base du b
  - Tête apphat yeux div
- Quatre doigts ; trois devant, un derrière. Doigts externes unis en tout ou en partie. . . . . PASSEREAUX. . . PASSERES. . .
  - A bec dont crée vers
  - A bec dont
  - A bec dro échancru
  - A bec coni
  - A bec grêle
  - A bec cour fendu tr
  - A bec grê
- A deux doigts en avant et deux en arrière. . . . . GRIMPEURS. . . SCANSORES. .
  - A bec g
  - A bec gro
- Doigts de devant réunis à leur base par une courte membrane. . . . . GALLINACÉS. . . GALLINAE . . .
  - Ailes ord
  - Ailes tro
- A tarses élevés, nuds : les deux doigts externes réunis. . . . . . ÉCHASSIERS. . . . GRALLAE. . .
  - A bec co
  - A bec lo
  - A bec lo talend
  - A bec g
  - A bec n
- A doigts réunis par de larges membranes. . . . . PALMIPÈDES. . . ANSERES. . . .
  - Les qua
  - Pouce l très-l
  - Pouce l médic
  - Pouce l tel :

Ordre	Caractère	Famille		Genre		Sous-genre	
PITRES	Tête et partie du col sans plumes ... NUDICOLLES	Vautours	Vultur.				
	Tête couverte de plumes; cire à la base du bec ... PLUMICOLLES	Faucons	Falco	Griffons	Gypaëtos.		
				Aigles	Aquila.		
				Eperviers	Nisus.		
				Buses	Buteo.		
				Milans	Milvus.		
				Faucons	Falco.		
	Tête applatie de devant en arrière; yeux dirigés en avant ... NYCTÉRIENS	Chouettes	Strix	Hibous	Otus.		
				Chouettes	Strix.		
SERES	A bec dont la mandibule est échancrée vers le bout ... CRÉNIROSTRES	Pies-grièches	Lanius.	Tyrans	Tyrannus.		
		Gobe-mouches	Muscicapa.	Moucherollet	Muscivora.		
		Merles	Turdus.	Gobe-mouches	Muscicapa.		
		Cotingas	Ampelis.				
		Tangaras	Tanagra.				
	A bec dont les bords sont dentelés ... DENTIROSTRES	Phytotoma	Phytotoma.				
		Momot	Momotus.				
		Calao	Buceros.				
	A bec droit, fort, comprimé, sans échancrure ... PLÉNIROSTRES	Merles-chauves	Gracula.				
		Corbeaux	Corvus.				
		Rolliers	Coracias.				
		Oiseaux-de-paradis	Paradisea.				
	A bec conique ... CONIROSTRES	Caciques	Oriolus.	Caciques	Cacicus.		
				Troupiales	Icterus.		
				Carouges	Xanthornus.		
		Étourneaux	Sturnus.				
		Gros-becs	Loxia.	Gros-bec	Loxia.		
				Bec-croisé	Cruci-rostra.		
				Verdiers	Chloris.		
				Bouvreuils	Pyrrhula.		
				Colious	Colius.		
		Moineaux	Fringilla.	Moineaux	Fringilla.		
		Bruants	Emberiza.	Pinsons	Cardu...		
				Chardonnerets	Cardu lis.		
				Veuves	Vidua.		
	A bec grêle en poinçon ou en alêne ... SUBULIROSTRES	Mésanges	Parus.	Fauvettes	Silvia.		
		Manakins	Pipra.	Rouge-gorges	Erithacus.		
		Alouettes	Alauda.	Figuiers	Ficedula.		
		Bec-fins	Motacilla.	Roitelets	Regulus.		
				Hochequeues	Motacilla.		
	A bec court, applati horizontalement, fendu très-avant ... PLANIROSTRES	Hirondelles	Hirundo.	Hirondelles	Hirundo.		
		Engoulevents	Caprimulgus.	Martinets	Apus.		
	A bec grêle, alongé, solide ... TÉNUIROSTRES	Sitelles	Sitta.	Colibri	Trochylus.		
		Grimpereaux	Certhia.	Oiseau-mouche	Orthorhincus.		
		Colibris	Trochylus.				
		Huppes	Upupa.				
		Guêpiers	Merops.				
		Martins-pêcheurs	Alcedo.				
		Todiers	Todus.				
ISORES	A bec grêle ... CUNÉIROSTRES	Jacamars	Galbula.				
		Pics	Picus.				
		Torcols	Jynx.				
		Coucous	Cuculus.				
	A bec gros et léger ... LÉVIROSTRES	Ani	Crotophaga.	Kakatoës	Kakatoe.		
		Touracos	Turacus.	Perruches	Psittacus.		
		Musophage	Musophaga.	Aras	Ara.		
		Couroucous	Trogon.	Perruches	Psittacula.		
		Barbus	Bucco.				
		Toucans	Ramphastos.				
		Perroquets	Psittacus.				
LINAE	Ailes ordinaires propres au vol ... ALECTRIDES	Pigeons	Columba.				
		Tétras	Tetrao.	Tétras	Tetrao.		
				Perdrix	Perdix.		
				Cailles	Coturnix.		
		Paons	Pavo.				
		Faisans	Phasianus.	Faisans	Phasianus.		
		Pintades	Numida.	Coqs	Gallus.		
		Dindons	Meleagris.				
		Hocco	Crax.				
		Guans	Penelope.				
		Outardes	Otis.				
	Ailes trop courtes pour le vol ... BRÉVIPENNES	Autruche	Struthio.				
		Touyou	Touyou.				
		Casoar	Rhea.				
		Droute	Didus.				
LLAE	A bec court et gros ... BRÉVIROSTRES	Agami	Psophia.				
		Camichi	Palamedea.				
		Messager	Serpentarius.				
		Savacou	Cancroma.				
		Flamant	Phœnicopterus.				
	A bec long et fort, en couteau ... CULTRIROSTRES	Hérons	Ardea.	Bec-ouvert	Hians.		
		Jabiru	Mycteria.	Hérons	Ardea.		
		Ibis	Tantalus.	Cigogne	Ciconia.		
				Grue	Grus.		
				Ombrette	Scopus.		
	A bec long, foible, applati horizontalement ... LATIROSTRES	Spatules	Platalea.				
	A bec grêle, long et foible ... LONGIROSTRES	Avocette	Recurvirostra.	Vanneaux	Tringa.		
		Pluviers	Charadrius.	Chevaliers	Totanus.		
		Vanneaux	Tringa.	Maubèches	Calidris.		
		Phalaropes	Phalaropus.				
		Bécasses	Scolopax.	Bécasse	Scolopax.		
				Courlis	Numenius.		
	A bec médiocre, comprimé ... PRESSIROSTRES	Huîtriers	Hœmatopus.	Foulque	Fulica.		
		Rales	Rallus.	Poule-d'eau	Gallinula.		
		Poules-d'eau	Fulica.				
		Jacana	Parra.				
ERES	Les quatre doigts réunis ... PINNIPÈDES	Pélicans	Pelecanus.	Pélican	Pelecanus.		
		Paille-en-queue	Phaëton.	Cormoran	Phalacrocorax.		
		Anhingas	Plotus.	Frégate	Fregata.		
				Fou	Sula.		
	Pouce libre : bec non dentelé : ailes très-longues ... MACROPTÈRES	Hirondelles-de-mer	Sterna.				
		Mauves	Larus.				
		Bec-en-ciseaux	Rhynchops.				
		Pétrels	Procellaria.				
		Albatroses	Diomedea.				
	Pouce libre : bec large, dentelé : ailes médiocres ... SERRIROSTRES	Canards	Anas.				
		Harles	Mergus.				
	Pouce libre, ou nul : bec non dentelé : ailes très-courtes ... BRACHYPTÈRES	Plongeons	Colymbus.	Grèbes	Colymbus.		
				Plongeon	Urinator.		
		Alques	Alca.	Guillemots	Uria.		
				Macareux	Alca.		
				Pingouin	Pinguin.		
		Manchots	Aptenodytes.				

CLASSI

REPTILES......
{
A deux oreillettes au co

A une seule oreillette au
}

Q
CLASSIF

POISSONS.
{
A squelette cartilagineux......
{
A branchies fixes. L

A branchies libres. L
}

A squelette osseux........
{
Point de nageoires ventrales....... Le

Nageoires ventrales situées en avant des pectorales... Le

Nageoires ventrales situées sous les pectorales...... Les

Nageoires ventrales situées en arrière des pectorales... Les
}
}

TROISIÈME TABLEAU.
[CLA]SSIFICATION DES REPTILES.

[Deux or]eillettes au cœur . . .

Caractère	Ordre			Genres
Une carapace ; des mâchoires revêtues de corne	LES CHÉLONIENS	Tortues . . . Testudo		Tortues . . . . . . Testudo. / Chélones . . . . . . Chelonia.
Corps couvert d'écailles ; des dents . . .	LES SAURIENS	Lézards . . . Lacerta		Crocodiles . . . . . . Crocodilus. / Iguanes . . . . . . Iguana. / Dragons . . . . . . Draco. / Stellions . . . . . . Stellio. / Geckos . . . . . . Gecko. / Lézards . . . . . . Lacerta. / Scinques . . . . . . Scincus. / Chalcides . . . . . . Chalcis. / Seps . . . . . . Seps.

[Une] oreillette au cœur.

Caractère	Ordre		Genres
Corps couvert d'écailles ; point de pieds ; jamais de branchies . . .	LES OPHIDIENS	Orvets . . . . . . Anguis. / Amphisbènes . . . . . . Amphisbæna. / Cécilies . . . . . . Cæcilia. / Acrocordes . . . . . . Acrochordus. / Anguis . . . . . . Anguis. / Couleuvres . . . . . . Coluber. / Boas . . . . . . Boa. / Serpens à sonnettes . . . . . . Crotalus.	Vipères . . . . . . Vipera. / Aspics . . . . . . Aspis. / Couleuvres . . . . . . Coluber.
Peau nue ; des pieds ; des branchies dans leur premier âge	LES BATRACIENS	Grenouilles . . . . . Rana / Salamandres . . . . . Salamandra / Sirènes . . . . . Siren	Grenouilles . . . . . . Rana. / Rainettes . . . . . . Hyla. / Crapauds . . . . . . Bufo. / Salamandres . . . . . . Salamandra. / Tritons . . . . . . Triton.

QUATRIÈME TABLEAU.
[CLAS]SIFICATION DES POISSONS.

[B]ranchies fixes. LES CHONDROPTÉRYGIENS

Caractère	Genres
Bouche ronde au bout du museau	Lamproies . . . . . . Petromyzon. / Gastrobranches . . . . . . Myxine.
Bouche transverse sous le museau	Raies . . . . . . Raja. / Squales . . . . . . Squalus. / Chimères . . . . . . Chimæra.

[B]ranchies libres. LES BRANCHIOSTÈGES

Caractère	Genres
Bouche transverse sous le museau ; des dents . . .	Batrachus . . . . . . Batrachus. / Polyodon . . . . . . Polyodon.
Bouche transverse sous le museau ; point de dents . . .	Esturgeons . . . . . . Acipenser. / Pégases . . . . . . Pegasus.
Bouche au bout du museau ; point de dents . . .	Syngnates . . . . . . Syngnathus. / Centrisques . . . . . . Centriscus.
Bouche au bout du museau ; des dents . . .	Balistes . . . . . . Balista. / Coffres . . . . . . Ostracion.
Les os des mâchoires tenant lieu de dents . . .	Tétrodons . . . . . . Tetraodon. / Ovoïdes . . . . . . Ovoides. / Moles . . . . . . Mola. / Diodons . . . . . . Diodon.
Bouche très-fendue beaucoup de petites dents . . .	Baudruies . . . . . . Lophius. / Cycloptères . . . . . . Cyclopterus.

[point] de nageoires [ven]trales . . . LES APODES

Caractère	Genres
Bouche au bout du museau . . .	Anguilles . . . . . . Muræna. / Murènes . . . . . . Gymnothorax. / Synbranches . . . . . . Synbranchus. / Cécilies . . . . . . Sphagebranchus. / Gymnotes . . . . . . Gymnotus. / Trichiures . . . . . . Trichiurus. / Régalecs . . . . . . Gymnetrus. / Donzelles . . . . . . Ophidium. / Ammodytes . . . . . . Ammodytes. / Anarrhiques . . . . . . Anarrhichas.
Bouche sous le museau . . .	Espadons . . . . . . Xiphias.

[nageoi]res ventrales [plac]ées en avant [des] pectorales . . . LES JUGULAIRES

Caractère	Genres
A tête non cuirassée . . .	Gades . . . . . . Gadus. / Blennies . . . . . . Blennius. / Curte . . . . . . Kurtus.
A tête cuirassée . . .	Callionymes . . . . . . Callionymus. / Vives . . . . . . Trachinus. / Uranoscopes . . . . . . Uranoscopus.

[nageoi]res ventrales [si]tuées sous les [p]ectorales . . . LES THORACIQUES

Caractère		Genres
Nageoires dorsales partie épineuses ; tête cuirassée . . .		Chabots . . . . . . Cottus. / Rascasses . . . . . . Scorpæna. / Trigles . . . . . . Trigla.
Nageoires dorsales en partie épineuses ; tête non cuirassée	Deux nageoires dorsales . . .	Gobies . . . . . . Gobius. / Surmulet . . . . . . Mullus. / Scombres . . . . . . Scomber. / Épinoches . . . . . . Gasterosteus. / Macroures . . . . . . Macrourus. / Lonchures . . . . . . Lonchiurus. / Johnes . . . . . . Johnius. / Scienes . . . . . . Sciæna.
	Une seule nageoire dorsale . . .	Zées . . . . . . Zeus. / Stromatées . . . . . . Stromateus. / Teuthies . . . . . . Theuthis. / Chétodons . . . . . . Chætodon. / Coryphènes . . . . . . Coryphæna. / Bodians . . . . . . Bodianus. / Holocentres . . . . . . Holocentrus. / Lutians . . . . . . Lutianus. / Perches . . . . . . Perca. / Barbiers . . . . . . Anthias. / Tænies . . . . . . Epinephelus. / Labres . . . . . . Labrus. / Spares . . . . . . Sparus.
Os des mâchoires nuds tenant lieu de dents . . .		Scares . . . . . . Scarus.
Les deux yeux du même côté . . .		Pleuronectes . . . . . . Pleuronectes.
Le corps très-alongé . . .		Cépoles . . . . . . Cæpola. / Lépidopes . . . . . . Lepidopus.
Un disque sillonné sur la tête . . .		Sucets . . . . . . Echeneis.
Point d'opercule aux branchies . . .		Mormyres . . . . . . Mormyrus.

[nageoi]res ventrales [si]tuées en arrière [des] pectorales . . . LES ABDOMINAUX

Caractère	Genres
Point de dents . . .	Carpes . . . . . . Cyprinus. / Muges . . . . . . Mugil. / Exocets . . . . . . Exocætus.
Des dents aiguës ; point de barbillons . . .	Polynèmes . . . . . . Polynemus. / Harengs . . . . . . Clupea. / Athérines . . . . . . Atherina. / Argentines . . . . . . Argentina. / Saumons . . . . . . Salmo. / Brochets . . . . . . Esox.
Tête déprimée ; des barbillons . . .	Loches . . . . . . Cobitis. / Anableps . . . . . . Anableps. / Silures . . . . . . Silurus. / Platystacs . . . . . . Platystomus. / Cataphractes . . . . . . Cataphractus. / Cuirassiers . . . . . . Loricaria. / Amies . . . . . . Amia.
Des épines libres sur le dos . . .	Notacanthes . . . . . . Acanthonotus.
Bouche au bout du museau . . .	Fistulaires . . . . . . Fistularia.

CLASSIFICATION DES MOLLUSQUES.

MOLLUSQUES

- **Dont la tête est couronnée de tentacules qui servent de pieds** ..... **FAM. I. CÉPHALOPODES**
  - Nuds
    - Seiches ...... Sepia
      - Seiches ...... Sepia
      - Calmars ...... Loligo
      - Poulpes ...... Octopus
  - Testacés
    - Argonautes ...... Argonauta
    - Nautiles ...... Nautilus

- **Dont la tête est libre, et qui rampent sur le ventre** ..... **II. GASTÉROPODES**
  - Sous coquille; ou dont la coquille est cachée par les chairs
    - Clios ...... Clio
    - Scyllées ...... Scyllaea
    - Doridés ...... Doris
    - Phyllidies ...... Phyllidia
    - Thétis ...... Thetis
    - Limaces ...... Limax
    - Testacelles ...... Testacella
    - Sigarets ...... Sigaretus
    - Aplysies ...... Aplysia
      - Dorides ...... Doris
      - Tritonies ...... Tritonia
      - Eolles ...... Eolia
  - A coquille apparente
    - De plusieurs pièces. MULTIVALVES
      - Oscabrions ...... Chiton
    - En cone. CONTIVALVES
      - Patelles ...... Patella
        - Fissurelles ...... Fissurella
        - Patelles ...... Patella
        - Crépidules ...... Crepidula
        - Calyptrée ...... Calyptraea
      - Ormiers ...... Haliotis
      - Nérites ...... Nerita
        - Nérites ...... Nerita
        - Natices ...... Natica
    - En spirale. SPIRIVALVES
      - Ouverture entière
        - Sabots ...... Turbo
          - Sabots ...... Turbo
          - Cyclostomes ...... Cyclostoma
          - Turritelles ...... Turritella
        - Vermets ...... Vermetus
        - Toupies ...... Trochus
          - Pyramidelles ...... Pyramidella
          - Toupies ...... Trochus
          - Monodontes ...... Monodonta
          - Solaires ...... Solarium
        - Bulles ...... Bulla
        - Hélices ...... Helix
          - Planorbes ...... Planorbis
          - Hélices ...... Helix
          - Ampullaires ...... Ampullaria
          - Mélanies ...... Melania
          - Bulimes ...... Bulinus
          - Agatines ...... Achatina
      - Ouverture échancrée par en bas
        - Volutes ...... Voluta
          - Volutes ...... Voluta
          - Mitres ...... Mitra
          - Colombelles ...... Columbella
          - Marginelles ...... Marginella
          - Ancilles ...... Ancilla
          - Olives ...... Oliva
        - Ovules ...... Ovula
        - Porcelaines ...... Cypraea
        - Cônes ...... Conus
        - Tarrières ...... Terebellum
      - Ouverture canaliculée
        - Pourpres ...... Murex
          - Cérithes ...... Cerithium
          - Pleurotomes ...... Pleurotoma
          - Fuseaux ...... Fusus
          - Fasciolaires ...... Fasciolaria
          - Pyrules ...... Pyrula
          - Rochers ...... Murex
          - Turbinelles ...... Turbinella
        - Strombes ...... Strombus
          - Strombes ...... Strombus
          - Ptérocères ...... Pterocera
          - Rostellaires ...... Rostellaria
        - Buccins ...... Buccinum
          - Casques ...... Cassidea
          - Harpes ...... Harpa
          - Buccins ...... Buccinum
          - Vis ...... Terebra
          - Pourpres ...... Purpura
          - Nasses ...... Nassa

- **Sans tête distincte** ..... **III. ACÉPHALES**
  - A manteau membraneux ou coriace, sans coquilles
    - Ascidies ...... Ascidia
    - Biphores ...... Salpa
    - Firoles ...... Pterotrachea
    - Thalis ...... Thalia
  - A manteau garni de coquilles
    - Inéquivalves
      - Huîtres ...... Ostrea
        - Huîtres ...... Ostrea
        - Houlettes ...... Podum
      - Lazares ...... Lazarus
      - Spondyles ...... Spondylus
      - Placunes ...... Placuna
      - Anomies ...... Anomia
      - Pélerines ...... Pecten
    - Équivalves; un pied propre à ramper; point de tubes
      - Anodontes ...... Anodontites
      - Mulettes ...... Unio
    - Ouvert pardevant; point de tentacules articulés ni de bras ciliés
      - Équivalves; un pied propre à filer; point de tubes
        - Limes ...... Lima
        - Peignes ...... Pecten
        - Arondes ...... Avicula
          - Arondes ...... Avicula
          - Marteaux ...... Malleus
        - Moules ...... Mytulus
          - Moules ...... Mytulus
          - Modioles ...... Modiolus
        - Jambonneaux ...... Pinna
        - Tellines ...... Tellina
        - Bucardes ...... Cardium
          - Bucardes ...... Cardium
          - Isocardes ...... Isocardia
        - Mactres ...... Mactra
          - Mactres ...... Mactra
          - Lutraires ...... Lutraria
          - Crassatelles ...... Crassatella
      - Des tubes au manteau pour l'anus et la respiration. Le pied souvent propre à filer
        - Vénus ...... Venus
          - Vénus ...... Venus
          - Mérétrices ...... Meretrix
          - Cyclades ...... Cyclas
          - Paphies ...... Paphia
          - Capses ...... Capsa
        - Donaces ...... Donax
        - Cames ...... Chama
          - Cardites ...... Cardita
          - Tridacnes ...... Tridacna
          - Hippopus ...... Hippopus
        - Arches ...... Arca
          - Arches ...... Arca
          - Pétoncles ...... Petunculus
          - Nucules ...... Nucula
    - Ouvert à un bout par lequel passe le pied; se prolongeant à l'autre en un double tube
      - Solens ...... Solen
        - Solens ...... Solen
        - Sanguinolaires ...... Sanguinolaria
      - Myes ...... Mya
        - Myes ...... Mya
        - Glycimères ...... Glycimeris
        - Cytodaires ...... Cytodaria
      - Pholades ...... Pholas
        - Pholades ...... Pholas
        - Chars ...... Gtenia
      - Tarets ...... Teredo
        - Tarets ...... Teredo
        - Fistulanes ...... Fistulana
    - Ouvert pardevant; sans pied ni tubes; deux bras ciliés se roulant en spirale
      - Térébratules ...... Terebratula
        - Térébratules ...... Terebratula
        - Calcéoles ...... Calceola
        - Hyales ...... Hyalaea
      - Lingules ...... Lingula
      - Orbicules ...... Orbicula
    - Ouvert pardevant; sans pieds ni tubes. Un tube venant du corps; des tentacules garnis, articulés, rangés par paires
      - Anatifes ...... Anatifa
      - Balanites ...... Balanus

SIX

CLASSIFI

VERS . . . . {
Des organes extérieurs pour la respirat

Point d'organes extérieurs pour la respir
}

Animaux semblables aux vers, dont l'organisation n'est pas encore suffisan
dans cet ordre ou en former un voisin des zoophytes. . . . . .

SEPT

CLASSIFICA

CRUSTACÉS. . . . .

IXIÈME TABLEAU.
IFICATION DES VERS.

a respiration : des soies aux côtés du corps · · · · · · · ·

(Des soies aux côtés du corps · · · · · ·

Aphrodites····	Aphrodita.
Amphinomes····	Terebella.
Nérédes·······	Nereis.
Serpules······	Serpula.
Arrosoirs·····	Penicillus.
Siliquaires····	Siliquaria.
Amphitrites····	Amphitrite.
Dentales······	Dentalium.

r la respiration · · · · · ·

Point de soies aux côtés du corps · · · · · ·

Nayades·······	Naïs.
Lombrics······	Lumbricus.
Thalassemes····	Thalassema.
Sangsues······	Hirudo.
Douves·······	Fasciola.
Plenaires·····	Planaria.
Dragonneaux···	Gordius.

ore suffisamment connue pour déterminer s'ils doivent entrer

Première famille · · ·

Tænias·······	Taenia.
Hydatides·····	Hydatigena.
Ligules······	Ligula.
Linguatules····	Linguatula.

Seconde famille · · ·

Ascarides······	Ascaris.
Et tous les autres vers intestins.	

EPTIÈME TABLEAU.
ICATION DES CRUSTACÉS.

MONOCLES······

Limules·······	Limulus.
Calyges·······	Calygus.
Apus·········	Apus.
Cyclopes······	Cyclops.
Polyphèmes····	Polyphemus.

ÉCREVISSES······

Crabes········	Cancer.
Araignées de mer·	Inachus.
Hermites······	Pagurus.
Écrevisses·····	Astacus.
Langoustes·····	Palinurus.
Cigales de mer··	Scyllarus.
Mantes de mer··	Squilla.

INSECTES. . . .

A mâchoires. . .

- Point d'ailes . . . . GNATHAPTÈRES. . .
- Quatre ailes réticulées . . . . NÉVROPTÈRES. . .
- Quatre ailes veinées. . . . . HYMÉNOPTÈRES. { A ab... pédic... / A ab... sessil...
- Quatre ailes ; les supérieures dures, les inférieures pliées transversalement. . . . . COLÉOPTÈRES. . . . .
- Quatre ailes ; les supérieures dures, les inférieures pliées longitudinalement . . . . ORTHOPTÈRES. . . .

Sans mâchoires. .

- Quatre ailes souvent croisées ; bec articulé. . . . HÉMIPTÈRES. . . .
- Quatre ailes couvertes d'écailles ; trompe roulée en spirale. . . . . LÉPIDOPTÈRES. . . .
- Deux ailes seulement . . . . DIPTÈRES. . . .
- Point d'ailes . . . . APTÈRES. . . .

APTÈRES.

Plusieurs paires de mâchoires . . . . POLYGNATHES.

Deux mâchoires ; plusieurs pattes à chaque anneau du corps . . . MILLIPÈDES.

Tête réunie au corcelet ; 8 pattes ; abdomen sans pattes . . . . . ARANÈIDES.

Tête distincte ; 8 pattes ; abdomen terminé par des soies . . . . . SUÇICARIDES.

Tête distincte ; 6 pattes ; abdomen sans poils . . . .

NÉVROPTÈRES

Lèvre recouvrant la bouche ; ailes étendues dans le repos . . . . ODONATES.

Suçoir saillant, ailes couchées sur le corps dans le repos . . . . . TECTIPÈNES.

Bouche très-petite ; point de mandibules . . . . AGNATHES.

HYMÉNOPTÈRES.

A abdomen pédiculé.

Lèvre prolongée, formant une trompe . . . . MELLITES.

Ailes supérieures ployées dans leur longueur ; antenne grossissant à l'extrémité . . . DIPLOPTÈRES.

Antennes brisées ; abdomen concave en dessous.

Antennes filiformes ; ailes non ployées ; abdomen seul ; lèvre court . . . ANTHOPHILES.

Antennes sétacées, de 10 à 13 articles, et roulée en spirale . . . . . . PROCTOTRUPES.

Antennes sétacées, brisées ; abdomen sessile ; aiguillon . . . . MYRMÈDES.

Antennes filiformes ou en masse ; tarière en scie . . . . INSECTIVORES.

A abdomen sessile.

Palpes à peine apparents ; tarière très-saillante . . . .

Palpes très-saillans ; tarière dentelée en scie . . . .

COLÉOPTÈRES.

Tarses 5,5,5.

A 6 palpes . . . . . Antennes filiformes ou en masse . . . . CARNASSIERS.

Antennes en masse feuilletée . . . . LAMELLICORNES.

Antennes en masse perfoliée ou solide . . . . CLAVICORNES.

Antennes monoliformes ; élytres courtes . . . . BRACHÉLYTRES.

Antennes filiformes.

élytres dures . . . . PERCE-BOIS.

élytres molles . . . . ARPESTRES.

Tarses 5,5,4.

A 4 palpes.

Antennes variables.

à élytres dures . . . . LUCIFUGES.

élytres molles . . . . VÉSICANS.

Antennes portées sur un bec . . . . RHYNCHOPHORES.

Tarses 4,4,4.

Antennes sétiformes . . . . LIGNIVORES.

Antennes en masse ; corps souvent cylindrique . . . . . . TÉRÉDIPÈDES.

Antennes grenues, rendues au bout ; corps aplati . . . . . PLATYPODES.

Tarses 3,3,3.

Antennes filiformes ou monoliformes ; corps bombé . . . . MAXIPODES.

Antennes en masse.

ORTHOPTÈRES.

Ailes se plissent en long et en travers ; nues terminé par une pince . . . PERCE-OREILLES.

Corps aplati ; tête couverte sous le corcelet . . . .

Corcelet très-alongé . . . .

Pattes postérieures, longues, propres au saut ; corps cylindrique . . . SAUTEURS.

HÉMIPTÈRES.

Bec naissant à la partie antérieure de la tête . . . . FRONTIROSTRES.

Bec paraissant naître du col . . . . COLLIROSTRES.

Ailes non croisées, étendues . . . . PLANIPÈNES.

LÉPIDOPTÈRES.

Antennes terminées par une masse solide . . . . PAPILLONS.

Antennes courbées à leur extrémité . . . . HESPÉRIES.

Antenne renflées vers leur milieu . . . . FUSICORNES.

Antennes sétacées . . . . SÉTICORNES.

DIPTÈRES.

Antennes filiformes ou plumeuses, une trompe . . . . HYDROMIES.

Trompe charnue, rétractile, terminée par deux lèvres . . . . SARCOSTOMES.

Antennes très-courtes ; suçoir corné, saillant, sans trompe . . . . . . SCLÉROSTOMES.

APHÈRES.

Antennes courtes, ni suçoir, ni trompe . . . . PARASITES.

ZOOPHYTES. . . .

Libres . . . .
- A enveloppe calcaire ou coriace; à in
  intérieure . . . .
- A enveloppe charnue ou gélatineuse ;
  dans la masse du corps . . . . .
- Très-petits ; nageant dans les lique
- A corps gélatineux, croissant par b

Attachés à un tronc solide.
- Dont la substance médullaire traverse
  en polypes sur les rameaux . . .
- Dont chaque polype est renfemé
  calcaire, sans tenir à un axe mé
- Dont l'axe solide est recouvert d'u
  de laquelle sortent les polypes. .
- Dont l'axe ou la base pierreue
  réceptacles aux polypes . . . .
- Dont la base est spongieuse, fiab

...e;l intestins flottans dans la cavité	ÉCHINODERMES	{ Oursins .... Echinus	{ Oursins .... Echinus. Brisses .... Brissus. Spatagues ...... Spatagus.
		Asterie .... Asterias.	
		Holothurie ...... Holothuria.	
		Siponcles .... Sipunculus.	
...nouse ; intestins creusés et adhérens	ORTIES DE MER	{ Actinies .... Actinia	{ Actinie .... Actinia. Zoanthe .... Zoanthus.
		Méduse .... Medusa	{ Méduse .... Medusa. Beroe .... Beroe. Rhizostome ..... Rhizostoma.
...s humeurs	INFUSOIRES	{ Rotifères ...... Rotifer. Brachions ...... Brachionus. Trichocerques ... Trichocercus. Trichodes ...... Trichoda. Leucophres ..... Leucophrus. Et tous les autres vers infusoires.
...it p. bourgeons	POLYPES	{ Polypes à bras ... Hydra. Polypes à bouquets .... Vorticella.
...s traverse un axe corné, et se termine ...ux ...	ZOOPHYTES proprement dits	{ Flosculaires ..... Floscularia. Tubulaires ...... Tubularia. Capsulaires ..... Capsularia. Sertulaires ..... Sertularia.
...nferé dans une cellule cornée ou ...axe médullaire ...	ESCARES	{ Cellulaires ...... Cellularia. Flustres .... Flustra. Corallines ...... Corallina.
...uvert d'une chair sensible, des creux ...olype ...	CÉRATOPHYTES	{ Antipathes ...... Antipathe. Gorgone .... Gorgonia. Corail .... Corallium. Isis .... Isis. Pennatules ...... Pennatula. Veretilles ...... Veretillum. Ombellules ...... Umbellula.
...ierreř a des creux qui servent de ...	LYTHOPHYTES	{ Madrepores ..... Madrepora. Millepores ...... Millepora.
...euse, able ou fibreuse ...	ÉPONGES	{ Alcyon .... Alcyonium. Eponge .... Spongia.

TABLEAU GÉNÉRAL DES (

ANIMAUX . . . .
- VERTÉBRÉS . . . .
  - Sang chaud : cœur à deux ventricules. { Vivipares ... / Ovipares ...
  - Sang froid : cœur à un ventricule . . . { Des poum... / Des branc...
- INVERTÉBRÉS . . .
  - Des vaisseaux sanguins . . . . { Une moell... / Une moell... / Une moell...
  - Point de vaisseaux sanguin . . . . . . { Une moell... / Point de s...

PREMIER T
CLASSIFICATION D

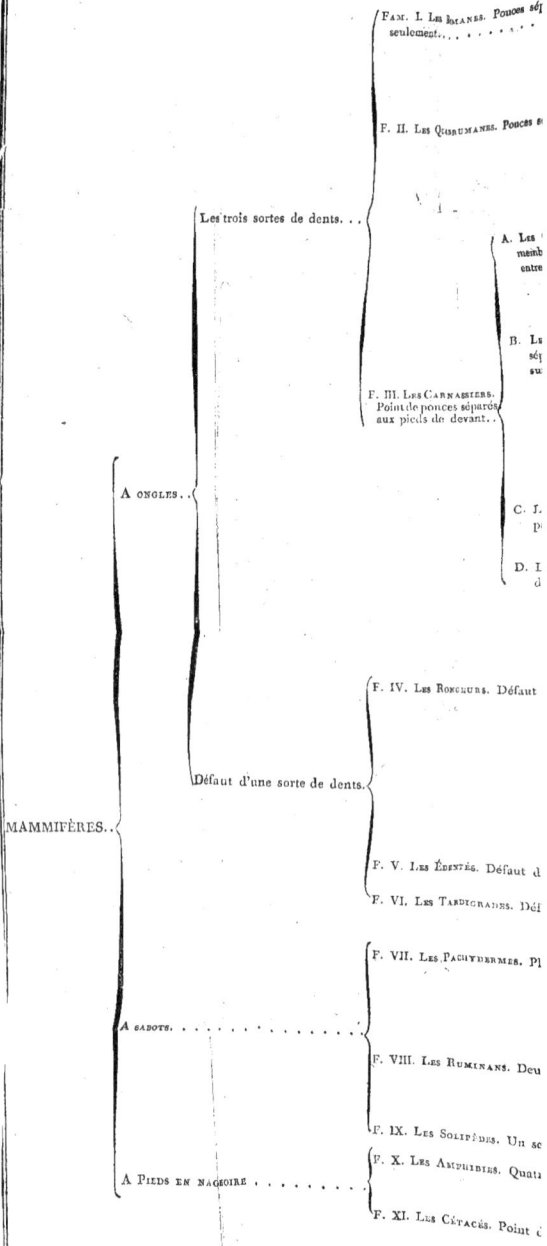

FAM. I. LES LÉMANS. Pouces sé[...] seulement . . . .

F. II. LES QUADRUMANES. Pouces s[...]

Les trois sortes de dents . . .
- A. Les [...] memb[...] entre [...]
- B. L[...] sé[...] su[...]

F. III. LES CARNASSIERS. Point de pouces séparés aux pieds de devant . . .
- C. J. [...] p[...]
- D. I. [...] d[...]

A ONGLES . .

F. IV. LES RONGEURS. Défaut [...]

Défaut d'une sorte de dents.

F. V. LES ÉDENTÉS. Défaut d[...]
F. VI. LES TARDIGRADES. Dé[...]

MAMMIFÈRES . .

F. VII. LES PACHYDERMES. Pl[...]

A SABOTS . . . .

F. VIII. LES RUMINANS. Deu[...]

F. IX. LES SOLIPÈDES. Un so[...]
F. X. LES AMPHIBIES. Quat[...]

A PIEDS EN NAGEOIRE . . . .

F. XI. LES CÉTACÉS. Point [...]

: cœur à deux ...cules.	Vivipares : des mamelles	1. Mammifères. · · · *Mammalia.*
	Ovipares : point de mamelles	2. Oiseaux. · · · · · *Aves.*
cœur à un ...le ...	Des poumons, accompagnés quelquefois de branchies...	3. Reptiles · · · *Amphibia.*
	Des branchies sans poumons	4. Poissons · · · · *Pisces.*
...x sanguin,	Une moelle épinière simple : point de membres articulés...	5. Mollusques... *Mollusca.*
	Une moelle épinière nouense : point de membres articulés...	6. Vers · · · · · *Vermes.*
...issaux sang	Une moelle épinière nouense : des membres articulés	7. Crustacés · · · *Crustacea.*
	Une moelle épinière nouense : des membres articulés	8. Insectes. · · · *Insecta.*
	Point de moelle épinière : point de membres articulés	9. Zoophytes · · · *Zoophyta.*

...REMIER TABLEAU.
...TIC... DES MAMMIFÈRES.

FAM. I. Le... ...ANSI. Pouces séparés aux extrémités supérieures seulement... Homme........ *Homo.*

F. II. Les ...RUMANES. Pouces séparés aux quatre pieds ....

Singes........ *Simia* ......
| Orangs .... *Pithecus.* |
| Sapajous...... *Callitrix.* |
| Guenons...... *Cercopithecus.* |
| Macaques...... *Cynocephalus.* |
| Babouins ...... *Papio.* |
| Alouates....... *Cebus.* |

Makis........ *Lemur*........
| Makis........ *Lemur.* |
| Indris .... *Indris.* |
| Loris .... *Loris.* |
| Galagos ...... *Galago.* |
| Tarsiers ...... *Tarsius.* |

A. LES CHEIROPTÈRES. Mains alongées : membranes s'étendant du col à l'anus, entre les pieds ....

Chauves-souris · *Vespertilio* ......
| Roussettes .... *Pteropus.* |
| Chauves-souris···· *Vespertilio.* |
| Rhinolophes···· *Rhinolophus.* |
| Phyllostomes ···· *Phyllostoma.* |
| Noctilions ···· *Noctilio.* |

Galéopithèques · *Galeopithecus.*

B. LES PLANTIGRADES. Point de pouces séparés : plante entière du pied appuyée sur le sol ....

Hérissons ...... *Erinaceus* ....
| Hérissons .... *Erinaceus.* |
| Tanrecs .... *Setiger.* |

Musaraignes ·· *Sorex*....
| Musaraigne ···· *Sorex.* |
| Desman ······ *Mygale.* |
| Chryso-Clore · · *Chryso-Chloris.* |
| Scalope......... *Scalops.* |

Taupes........ *Talpa.*

Ours .... *Ursus*.....
| Ours .... *Ursus.* |
| Blaireaux ...... *Taxus.* |
| Coatis .... *Nasua.* |
| Ratons .... *Procyon.* |
| Kinkajous ···· *Potos.* |
| Mangoustes ···· *Ichneumon.* |

LES CARNASSIERS. ...de pouces séparé... ...ieds de devant..

C. LES CARNIVORES. Point de pouces séparés : pieds n'appuyant que sur les doigts.

Martes........ *Mustela.*
| Martes .... *Mustela.* |
| Loutres........ *Lutra.* |
| Mouffettes ···· *Mephitis.* |

Civettes ...... *Viverra.*

Chats .... *Felis.*

Chiens........ *Canis.*
| Chiens .... *Canis.* |
| Hyènes .... *Hyaena.* |

D. LES PÉDIMANES. Pouces séparés aux pieds de derrière seulement .

Didelphes...... *Didelphis.*....
| Sarigues .... *Didelphis.* |
| Dasyures ...... *Dasyurus.* |
| Phalangers ···· *Phalangista.* |

LES RONGEURS. Défaut de canines seulement ....

Kangurous ···· *Kangurus.*

Porc-épics ···· *Hystrix.*

Lièvres........ *Lepus*....
| Lièvres .... *Lepus.* |
| Pica .... *Lagomys.* |

Cabiais .... *Cavia*
| Cabiais........ *Hydrochærus.* |
| Agoutis .... *Cavia.* |

Castors .... *Castor.*

Écureuils ...... *Sciurus*
| Polatouches ···· *Pteromys.* |
| Écureuils ...... *Sciurus.* |

Aye-Aye ...... *Chiromys.*

Rats .... *Mus*........
| Marmottes ···· *Arctomys.* |
| Campagnols ···· *Lemmus.* |
| Ondatra ...... *Fiber.* |
| Rats .... *Mus.* |
| Hamsters ...... *Cricetus.* |
| Rats-taupes .... *Spalax.* |
| Gerboises ...... *Dipus.* |
| Loirs.......... *Myoxus.* |

...LES ÉDENTÉS. Défaut d'incisives et de canines ......

Fourmiliers ···· *Myrmecophaga*
| Fourmiliers ···· *Myrmecophaga.* |
| Échidnés ...... *Echidna.* |
| Pangolins ···· *Manis.* |

Oryctéropes ···· *Orycteropus.*

Tatous .... *Dasypus.*

LES TARDIGRADES. Défaut d'incisives seulement ......

Paresseux ···· *Bradypus*.... Mégather.... *Megatherium.*

LES PACHYDERMES. Plus de deux doigts : plus de deux sabots ......
| Éléphans ...... *Elephas.* |
| Tapirs .... *Tapirus.* |
| Cochons ...... *Sus.* |
| Hippopotame.. *Hippopotamus.* |
| Daman .... *Hyrax.* |
| Rhinocéros··· *Rhinoceros.* |

LES RUMINANS. Deux doigts : deux sabots ......

Chameaux ···· *Camelus*....
| Chameau ...... *Camelus.* |
| Lamas .... *Lama.* |

| Chevrotins ···· *Moschus.* |
| Cerfs .... *Cervus.* |
| Giraffe .... *Camelo-Pardalis.* |
| Antilopes ···· *Antilope.* |
| Chèvres ...... *Capra.* |
| Brebis .... *Ovis.* |
| Bœufs .... *Bos.* |

LES SOLIPÈDES. Un seul doigt : un seul sabot .... Cheval .... *Equus.*

LES AMPHIBIES. Quatre pieds ....
| Phoques ...... *Phoca.* |
| Morses .... *Trichecus.* |

LES CÉTACÉS. Point de pieds de derrière ....
| Lamantins ···· *Manatus.* |
| Dauphins ···· *Delphinus.* |
| Cachalots ···· *Physeter.* |
| Baleines ...... *Balæna.* |
| Narval .... *Monodon.* |

CLASSIFICATION

Tête et partie du

Tête couverte de
base du bec...

Pieds courts ; doigts armés d'ongles
forts ; bec crochu......... RAPACES. ... *Accipitres.*.

Tête aplatie de
yeux dirigés en

A bec dont la *m*
cré*e* vers le bou*t*

A bec dont les bo

A bec droit, fo
échancrure...

Quatre doigts ; trois devant, un
derrière. Doigts externes unis en
tout ou en partie........ PASSEREAUX. .. *Passeres.*... A bec conique

A bec grêle en

A bec court, *s*
fendu très-

A bec grêle,

OISEAUX. .

A bec grêle

A deux doigts en avant et doux en
arrière.............. GRIMPEURS ... *Scansores*...

A bec gros

Ailes ordin*a*

Doigts de devant réunis à leur base
par une courte membrane. .... GALLINACÉS. .; *Gallinae* ...

Ailes t*'*op

A bec cou

A bec *l*or

A bec lo*l*
talon en

A tarses élevés, nuds : les deux
doigts externes réunis. ...... ÉCHASSIERS.... *Grallae* ...

A bec *z*r*é*

A bec u*é*

Les quatr

Pouce il*,*
très-*o*

A doigts réunis rpa de larges
membranes. .... PALMIPÈDES. ... *Anseres*...

Pouce lib
médioc

Pouce li
telé *:*

ACCIPITRES

Caractère	Ordre/Famille	Genre (fr.)	Genre (lat.)	Sous-genre (fr.)	Sous-genre (lat.)
Tête et partie du col sans plumes	NUDICOLLES	Vautours	Vultur		
Tête couverte de plumes; cire à la base du bec	PLUMICOLLES	Faucons	Falco	Griffons	Gypaetos.
				Aigles	Aquila.
				Eperviers	Nisus.
				Buses	Buteo.
				Milans	Milvus.
				Faucons	Falco.
Tête aplatie de devant en arrière; yeux dirigés en avant	NYCTÉRINS	Chouettes	Strix	Hiboux	Otus.
				Chouettes	Strix.

SSERES (PASSERES)

Caractère	Famille	Genre (fr.)	Genre (lat.)	Sous-genre (fr.)	Sous-genre (lat.)
A bec dont la mandibule est échancrée vers le bout	CRÉNIROSTRES	Pies-grièches	Lanius	Tyrans	Tyrannus.
		Gobe-mouches	Muscicapa	Moucherolles	Muscivora.
		Merles	Turdus	Gobe-mouches	Muscicapa.
		Cotingas	Ampelis		
		Tangaras	Tangara		
A bec dont les bords sont dentelés	DENTIROSTRES	Phytotome	Phytotoma		
		Momot	Momotus		
		Calao	Buceros		
A bec droit, fort, comprimé, sans échancrure	PLÉNIROSTRES	Merles-chauves	Gracula		
		Corbeaux	Corvus		
		Rolliers	Coracias		
		Oiseaux-de-paradis	Paradisea		
A bec conique	CONIROSTRES	Caciques	Oriolus	Caciques	Cacicus.
				Troupiales	Icterus.
				Carouges	Xanthornus.
		Étourneaux	Sturnus		
		Gros-becs	Loxia	Gros-bec	Loxia.
				Bec-croisé	Cruci-rostra.
				Verdiers	Chloris.
				Bouvreuils	Pyrrhula.
				Colious	Colius.
		Moineaux	Fringilla	Moineaux	Fringilla.
		Bruants	Emberiza	Pinsons	Coelebs.
				Chardonnerets	Carduelis.
				Veuves	Vidua.
A bec grêle en poinçon ou en alène	SUBULIROSTRES	Mésanges	Parus	Fauvettes	Silvia.
		Manakins	Pipra	Rouge-gorges	Erithacus.
		Alouettes	Alauda	Figuiers	Ficedula.
		Becs-fins	Motacilla	Roitelets	Regulus.
				Hochequeues	Motacilla.
A bec court, applati horizontalement, fendu très-avant	PLANIROSTRES	Hirondelles	Hirundo	Hirondelles	Hirundo.
		Engoulevents	Caprimulgus	Martinets	Apus.
A bec grêle, alongé, solide	TÉNUIROSTRES	Sitelles	Sitta	Colibri	Trochylus.
		Grimpereaux	Certhia	Oiseau-mouche	Orthorhincus.
		Colibris	Trochylus		
		Huppes	Upupa		
		Guêpiers	Merops		
		Martins-pêcheurs	Alcedo		
		Todiers	Todus		

SORES (SCANSORES)

Caractère	Famille	Genre (fr.)	Genre (lat.)	Sous-genre (fr.)	Sous-genre (lat.)
A bec grêle	CUNÉIROSTRES	Jacamars	Galbula		
		Pics	Picus		
		Torcols	Jynx		
		Coucous	Cuculus		
A bec gros et léger	LÉVIROSTRES	Ani	Crotophaga		
		Touraco	Turacus		
		Musophage	Musophaga		
		Couroucous	Trogon		
		Barbus	Bucco		
		Toucans	Ramphastos		
		Perroquets	Psittacus	Kakatoès	Kakatoe.
				Perroquets	Psittacus.
				Aras	Ara.
				Perruches	Psittacula.

NAE (GALLINAE)

Caractère	Famille	Genre (fr.)	Genre (lat.)	Sous-genre (fr.)	Sous-genre (lat.)
		Pigeons	Columba		
Ailes ordinaires propres au vol	ALECTRIDES	Tétras	Tetrao	Tétras	Tetrao.
				Perdrix	Perdix.
				Cailles	Coturnix.
		Paons	Pavo		
		Faisans	Phasianus	Faisans	Phasianus.
		Pintades	Numida	Coqs	Gallus.
		Dindons	Meleagris		
		Hocco	Crax		
		Guans	Penelope		
		Outardes	Otus		
Ailes trop courtes pour le vol	BRÉVIPENNES	Autruche	Struthio		
		Touyou	Touyou		
		Casoar	Rhea		
		Dronte	Didus		

LE (GRALLAE)

Caractère	Famille	Genre (fr.)	Genre (lat.)	Sous-genre (fr.)	Sous-genre (lat.)
A bec court et gros	BRÉVIROSTRES	Agami	Psophia		
		Caruichi	Palamedea		
		Messager	Serpentarius		
		Savacou	Cancroma		
		Flamant	Phoenicopterus		
A bec long et fort, en couteau	CULTRIROSTRES	Hérons	Ardea	Bec-ouvert	Hians.
		Jabiru	Mycteria	Hérons	Ardea.
		Ibis	Tantalus	Cigogne	Ciconia.
				Grue	Grus.
				Ombrette	Scopus.
A bec long, foible, applati horizontalement	LATIROSTRES	Spatules	Platalea		
A bec grêle, long et foible	LONGIROSTRES	Avocette	Recurvirostra	Vanneaux	Tringa.
		Pluviers	Charadrius	Chevaliers	Totanus.
		Vanneaux	Tringa	Maubèches	Calidris.
		Phalaropes	Phalaropus		
		Bécasses	Scolopax	Bécasse	Scolopax.
				Courlis	Numenius.
A bec médiocre, comprimé	PRESSIROSTRES	Huîtriers	Haematopus	Foulque	Fulica.
		Râles	Rallus	Poule-d'eau	Gallinula.
		Poules-d'eau	Fulica		
		Jacana	Parra		

S (PALMIPÈDES)

Caractère	Famille	Genre (fr.)	Genre (lat.)	Sous-genre (fr.)	Sous-genre (lat.)
Les quatre doigts réunis	PINNIPÈDES	Pélicans	Pelecanus	Pélican	Pelecanus.
		Paille-en-queues	Phaeton	Cormoran	Phalacrocorax.
		Anhingas	Plotus	Frégate	Fregata.
				Fou	Sula.
Pouce libre : bec non denteté : ailes très-ongues	MACROPTÈRES	Hirondelles-de-mer	Sterna		
		Mauves	Larus		
		Bec-en-ciseaux	Rhynchops		
		Pétrels	Procellaria		
		Albatros	Diomedea		
Pouce libre : bec large, dentelé : ailes médiocres	SERRIROSTRES	Canards	Anas		
		Harles	Mergus		
Pouce libre, ou nul : bec non denteté : ailes très-courtes	BRACHYPTÈRES	Plongeons	Colymbus	Grèbes	Colymbus.
				Plongeon	Urinator.
		Alques	Alca	Guillemots	Uria.
				Macareux	Alca.
				Pingouin	Pingoinis.
		Manchots	Aptenodytes		

REPTILES......

A deux oreillettes au cœur. .
- Une carapace; des mâcho
  de corne . . . . .
- Corps couvert d'écailles; d

A une seule oreillette au cœur. .
- Corps couvert d'écailles; pó
  jamais de branchies . .
- Peau nue; des pieds; des bra
  leur premi. . .

POISSONS.

A squelette carti-
lagineux......
- branchies fixes . LES CHONDROPTÉRIGIEN
  - Bouche ronde
  - Bouche trans
  - Bouche tran
  - Bouche tra
  - Bouche au
- branchies libres. LES BRANCHIOSTÈGES....
  - Bouche au
  - Les os des
  - Bouche très

A squelette os-
seux. ......
- Point de nageoires
  ventrales........ LES APODES...........
  - Bouche au
  - Bouche sou
- Nageoires ventrales
  situées en avant
  des pectorales... LES JUGULAIRES ....
  - A tête no
  - A tête cui
  - Nageoires
- Nageoires ventrales
  situées sous les
  pectorales...... LES THORACIQUES ......
  - Nageoires
  - Os des m
  - Les deux
  - Le corps
  - Un disq
  - Point d'é
  - Point de
- Nageoires ventrales
  situées en arrière
  des pectorales... LES ABDOMINAUX ......
  - Des den
  - Tête de
  - Des ép
  - Bouch

Une carapace ; des mâchoires revêtues de corne . . . . **Les CHÉLONIENS.**	Tortues . . . . *Testudo*		Tortues . . . . *Tretudo.*	
			Chéonées . . . . . *Chelonia.*	
Corps couvert d'écailles ; des dents . . . **Les SAURIENS.**	Lézards . . . . . *Lacerta*	Crocodiles . . . . . *Crocodilus.*		
		Iguanes . . . . *Iguana.*		
		Dragons . . . . *Draco.*		
		Stellion . . . . *Stellio.*		
		Gecko . . . . *Gecko.*		
		Lézards . . . . *Lacerta.*		
		Scinques . . . . *Scincus.*		
		Chalcides . . . . *Chalcis.*		
		Seps . . . . *Seps.*		
Corps couvert d'écailles ; point de pieds ; jamais de branchies . . . . **Les OPHIDIENS**	Orvets . . . . *Anguis.*		Vipères . . . . *Vipera.*	
	Amphisbènes . . . . *Amphisbæna.*		Aspics . . . . . *Aspis.*	
	Cécilies . . . . *Cœcilia.*		Couleuvres . . . . . *Coluber.*	
	Acrocordes . . . . *Acrocordon.*			
	Acglais . . . . *Anguis.*			
	Couleuvres . . . . . *Coluber.*			
	Boas . . . . *Boa.*			
	Serpens à sonnettes . . . . *Crotalus.*			
Peau nue ; des pieds ; des branchies dans leur premier âge . . . . **Les BATRACIENS.**	Grenouilles . . . . . *Rana*		Grenouilles . . . . . *Rana.*	
			Rainettes . . . . . *Hyla.*	
			Crapauds . . . . . *Bufo.*	
	Salamandres . . . . . *Salamandra*		Salamandres . . . . . *Salamandra.*	
			Tritons . . . . . *Triton.*	
	Sirènes . . . . *Siren.*			

...TÉRIGIENS . .	Bouche ronde au bout du museau		Lamproies . . . . *Petromyzon.*
			Gastrobranches . . *Myxin.*
	Bouche transverse sous le museau		Raies . . . . *Raja.*
			Squales . . . . *Squalus.*
			Chimères . . . . *Chimæra.*
...RCES . . .	Bouche transverse sous le museau ; des dents . . .		Batrachus . . *Batrachus.*
			Polyodon . . *Polyodon.*
	Bouche transverse sous le museau ; point de dents . . .		Esturgeons . . *Acipenser.*
			Pégases . . . . *Pegasus.*
	Bouche au bout du museau ; point de dents . . .		Syngnates . . *Syngnathus.*
			Centrisques . . *Centriscus.*
	Bouche au bout du museau ; des dents . . .		Balistes . . . . *Balistes.*
			Coffres . . . . *Ostracion.*
	Les os des mâchoires tenant lieu de dents . . .		Tétrodons . . *Tetrodons.*
			Ovoïdes . . *Ovoides.*
			Moles . . *Mola.*
			Diodons . . *Diodon.*
	Bouche très-fendue ; beaucoup de petites dents . . .		Baudroies . . *Lophius.*
			Cycloptères . . *Cyclopterus.*
	Bouche au bout du museau . . .		Anguilles . . *Muræna.*
			Murènes . . *Gymnothorax.*
			Synbranches . . *Synbranchus.*
			Cécilies . . *Sphagebranchus.*
			Gymnotes . . *Gymnotus.*
			Trichiures . . *Trichiurus.*
			Régalecs . . *Gymnetrus.*
			Donzelles . . *Ophidium.*
			Ammodytes . . *Ammodytes.*
			Anarrhiques . . *Anarrhichas.*
... .	Bouche sous le museau . . .		Espadons . . *Xiphias.*
	À tête non cuirassée . . .		Gades . . *Gadus.*
			Blennies . . *Blennius.*
			Curte . . *Kurtus.*
...S	À tête cuirassée . . .		Callionymes . . *Callionymus.*
			Vives . . *Trachinus.*
			Uranoscopes . . *Uranoscopus.*
	Nageoires dorsales en partie épineuses ; tête cuirassée . . .		Chabots . . *Cottus.*
			Rascasses . . *Scorpæna.*
			Trigles . . *Trigla.*
	Nageoires dorsales en partie épineuses ; tête non cuirassée .	Deux nageoires dorsales . .	Gobies . . *Gobius.*
			Surmulet . . *Mullus.*
			Scombres . . *Scomber.*
			Épinoches . . *Gasterosteus.*
			Macroures . . *Macrourus.*
			Lonchiures . . *Lonchiurus.*
			Johnies . . *Johnius.*
			Sciènes . . *Sciæna.*
...ES		Une seule nageoire dorsale . .	Zées . . *Zeus.*
			Stromatées . . *Stromateus.*
			Teuthies . . *Theuthis.*
			Chétodons . . *Chætodon.*
			Coryphènes . . *Coryphæna.*
			Bodians . . *Bodianus.*
			Holocentres . . *Holocentrus.*
			Lutians . . *Lutianus.*
			Perches . . *Perca.*
			Barbiers . . *Anthias.*
			Tales . . *Epinephlus.*
			Labres . . *Labrus.*
			Spares . . *Sparus.*
	Os des mâchoires seuls, tenant lieu de dents . . .		Scares . . *Scarus.*
	Les deux yeux du même côté . . .		Pleuronectes . . *Pleuronectes.*
	Le corps très-alongé . . .		Cépoles . . *Cœpola.*
			Lépidopes . . *Lepidopus.*
	Un disque sillonné sur la tête . . .		Sucets . . *Echeneis.*
	Point d'opercule aux branchies . . .		Mormyres . . *Mormyrus.*
	Point de dents . . .		Carpes . . *Cyprinus.*
			Muges . . *Mugil.*
			Exocets . . *Exocetus.*
	Des dents aiguës ; point de barbillons . . .		Polynèmes . . *Polynemus.*
			Harengs . . *Clupea.*
			Athérines . . *Atherina.*
			Argentines . . *Argentina.*
			Saumons . . *Salmo.*
			Brochets . . *Esox.*
	Tête déprimée ; de barbillons . . .		Loches . . *Cobitis.*
			Anablèpes . . *Anableps.*
			Silures . . *Silurus.*
			Platystates . . *Platystomus.*
			Cataphractes . . *Cataphractus.*
			Cuirassées . . *Loricaria.*
			Amies . . *Amia.*
	Des épines libres sur le dos . . .		Notacanthes . . *Acanthonotus.*
	Bouche au bout d'un long museau . . .		Fistulaires . . *Fistularia.*

CLASSIF[...]

C[...]

Dont la tête est entourée de tentacules qui servent de pieds. . . .

Dont la tête est libre, et qui rampent
sur le ventre. . . . .

MOLLUSQUES. . . . .

Sans tête distincte . . . . .

CINQUIÈME TABLEAU.
CLASSIFICATION DES MOLLUSQUES.

a tête … ornée de tenta-… qui ser…de pieds …. FAM. I. CÉPHALOPODES.
- Nuds
  - Seiches … *Sepia* { Seiches … *Sepia* ; Calmars … *Loligo* ; Poulpes … *Octopus*. }
  - Argonautes … *Argonauta*
  - Nautiles … *Nautilus*
- Testacés

tête en t…, et qui rampent …ventre. … II. GASTÉROPODES …

Sans coquille, ou dont la coquille est cachée par les chairs :
- Clios … *Clio*
- Scyllées … *Scyllaea*
- Dorides … *Doris* { Dorides … *Doris* ; Tritonies … *Tritonia* ; Éolies … *Eolia*. }
- Phyllidies … *Phyllidia*
- Thétis … *Thetis*
- Limaces … *Limax*
- Testacelles … *Testacella*
- Sigarets … *Sigaretus*
- Aplysies … *Aplysia*

À coquille apparente :

De plusieurs pièces. MULTIVALVES :
- Oscabrions … *Chiton*

En cône. CONIVALVES :
- Patelles … *Patella* { Fissurelles … *Fissurella* ; Patelles … *Patella* ; Crépidules … *Crepidula* ; Calyptrées … *Calyptraea*. }
- Ormiers … *Haliotis*
- Nérites … *Nerita* { Nérites … *Nerita* ; Natices … *Natica*. }

En spirale. SPIRIVALVES :

Ouverture entière :
- Sabots … *Turbo* { Sabots … *Turbo* ; Cyclostomes … *Cyclostoma* ; Turritelles … *Turritella*. }
- Vermets … *Vermetus*
- Toupies … *Trochus* { Pyramidelles … *Pyramidella* ; Toupies … *Trochus* ; Monodontes … *Monodonta* ; Cadrans … *Solarium*. }
- Bulles … *Bulla*
- Hélices … *Helix* { Planorbes … *Planorbis* ; Hélices … *Helix* ; Ampullaires … *Ampullaria* ; Mélanies … *Melania* ; Bulimes … *Bulimus* ; Agatines … *Achatina*. }

Ouverture échancrée par en bas :
- Volutes … *Voluta* { Volutes … *Voluta* ; Mitres … *Mitra* ; Columbelles … *Columbella* ; Marginelles … *Marginella* ; Ancilles … *Ancilla* ; Olives … *Oliva*. }
- Ovules … *Ovula*
- Porcelaines … *Cypraea*
- Cônes … *Conus*
- Tarrières … *Terebellum*
- Pourpres … *Murex* { Cérithes … *Cerithium* ; Pleurotomes … *Pleurotoma* ; Fuseaux … *Fusus* ; Fasciolaires … *Fasciolaria* ; Pyrules … *Pyrula* ; Rochers … *Murex* ; Turbinelles … *Turbinella*. }

Ouverture canaliculée :
- Strombes … *Strombus* { Strombes … *Strombus* ; Ptérocères … *Pterocera* ; Rostellaires … *Rostellaria*. }
- Buccins … *Buccinum* { Casques … *Cassidea* ; Harpes … *Harpa* ; Buccins … *Buccinum* ; Vis … *Terebra* ; Pourpres … *Purpura* ; Nasses … *Nassa*. }

À manteau membraneux ou coriace, sans coquilles :
- Ascidies … *Ascidia*
- Biphores … *Salpa*
- Firoles … *Pterotrachea*
- Thalies … *Thalia*

…ncte … III. ACÉPHALES ….

À manteau garni de coquilles :

Ouvert par devant ; point de tentacules articulés ni de bras ciliés :

Inéquivalves :
- Huîtres … *Ostrea* { Huîtres … *Ostrea* ; Houlettes … *Pedum*. }
- Lazares … *Lazarus*
- Spondyles … *Spondylus*
- Placunes … *Placuna*
- Anomies … *Anomia*
- Pélérines … *Pecten*

Équivalves ; un pied propre à ramper ; point de tubes :
- Anodontes … *Anodontites*
- Mulettes … *Unio*

Équivalves ; un pied propre à filer ; point de tubes :
- Limes … *Lima*
- Pernes … *Perna*
- Arondes … *Avicula* { Arondes … *Avicula* ; Marteaux … *Malleus*. }
- Moules … *Mytulus* { Moules … *Mytulus* ; Modioles … *Modiolus*. }
- Jambonneaux … *Pinna*

Des tubes au manteau pour l'anus et la respiration. Le pied souvent propre à filer :
- Tellines … *Tellina*
- Bucardes … *Cardium* { Bucardes … *Cardium* ; Isocardes … *Isocardia*. }
- Mactres … *Mactra* { Mactres … *Mactra* ; Lutraires … *Lutraria* ; Crassatelles … *Crassatella*. }
- Vénus … *Venus* { Vénus … *Venus* ; Mérétrices … *Meretrix* ; Cyclades … *Cyclas* ; Psychies … *Psychis* ; Capses … *Capsa*. }
- Donaces … *Donax*
- Cames … *Chama* { Cardites … *Cardita* ; Tridacnes … *Tridacna* ; Hippopes … *Hippopus*. }
- Arches … *Arca* { Arches … *Arca* ; Pétoncles … *Petunculus* ; Nucules … *Nucula*. }

Ouvert à un bout par lequel passe le pied ; se prolongeant à l'autre en un double tube :
- Solens … *Solen* { Solens … *Solen* ; Sanguinolaires … *Sanguinolaria*. }
- Myes … *Mya* { Myes … *Mya* ; Glycimères … *Glycimeris* ; Cyrtodaires … *Cyrtodaria*. }
- Pholades … *Pholas* { Pholades … *Pholas* ; Chares … *Gtania*. }
- Tarets … *Teredo* { Tarets … *Teredo* ; Fistulanes … *Fistulana*. }

Ouvert par devant ; sans pied ni tubes ; deux bras ciliés se roulant en spirale :
- Térébratules … *Terebratula* { Térébratules … *Terebratula* ; Calcéoles … *Calceola* ; Hyales … *Hyalaea*. }
- Lingules … *Lingula*
- Orbicules … *Orbicula*

Ouvert par devant ; sans pieds ni tubes. Un tube venant d'un corps à des tentacules cornés, articulés, rangés par paires :
- Anatifes … *Anatifa*
- Balanites … *Balanus*

VERS . . . . {

Des organes ext

Point d'organes e

Animaux semblables aux vers, dont l'organisation n
dans cet ordre ou en former un voisin des zoo

CLASS

CRUSTACÉS . .

SIXIÈME TABLEAU.
CLASSIFICATION DES VERS.

Des organes extérieurs pour la respiration : des soies aux côtés du corps

Des soies aux côtés du corps
- Aphrodites........ *Aphrodita.*
- Amphinomes....... *Terebella.*
- Nérédes.......... *Nereis.*
- Serpules......... *Serpula.*
- Arrosoirs........ *Penicillus.*
- Siliquaires...... *Siliquaria.*
- Amphitrites...... *Amphitrite.*
- Dentales......... *Dentalium.*

Point de soies aux côtés du corps
- Nayades.......... *Naïs.*
- Lombrics......... *Lumbricus.*
- Thalassèmes...... *Thalassema.*

Point d'organes extérieurs pour la respiration

Première famille
- Sangsues......... *Hirudo.*
- Douves........... *Fasciola.*
- Planaires........ *Planaria.*
- Dragonneaux...... *Gordius.*
- Taenias.......... *Taenia.*
- Hydatides........ *Hydatigena.*
- Ligules.......... *Ligula.*
- Linguatules...... *Linguatula.*

Seconde famille
- Acarides......... *Ascaris.*
- Et tous les autres vers intestins.

dont l'organisation n'est pas encore suffisamment connue pour déterminer s'ils doivent entrer

ar un rang des zoophytes.

SEPTIÈME TABLEAU.
CLASSIFICATION DES CRUSTACÉS.

MONOCLES
- Limules.......... *Limulus.*
- Calyges.......... *Calygus.*
- Apus............. *Apus.*
- Cyclopes......... *Cyclops.*
- Polyphèmes....... *Polyphemus.*

ÉCRÉVISSES
- Crabes........... *Cancer.*
- Araignées de mer. *Inachus.*
- Hermites......... *Pagurus.*
- Écrévisses....... *Astacus.*
- Langoustes....... *Palinurus.*
- Cigale de mer.... *Scyllarus.*
- Mantes de mer.... *Squilla.*

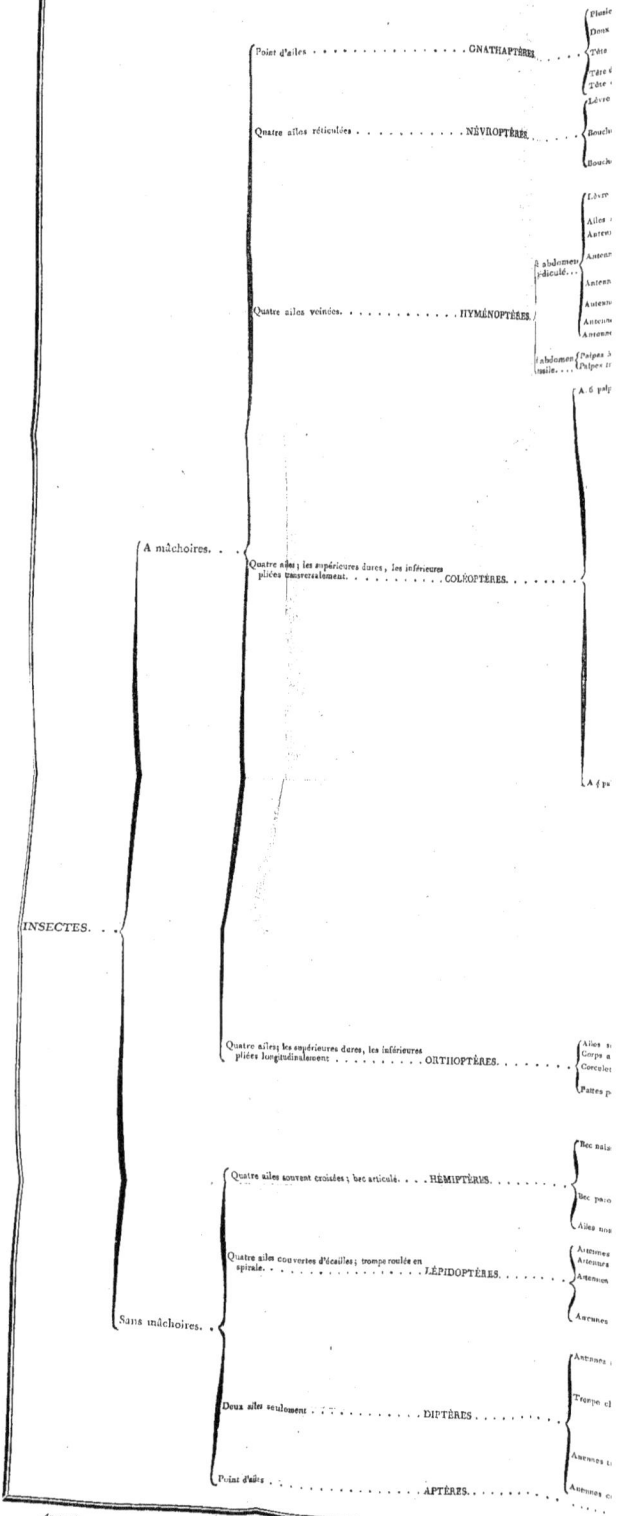

INSECTES. . .

A mâchoires. . .

Point d'ailes . . . . GNATHAPTÈRES.

Quatre ailes réticulées . . . . NÉVROPTÈRES.

Quatre ailes veinées . . . . HYMÉNOPTÈRES.

Quatre ailes; les supérieures dures, les inférieures
pliées transversalement. . . . . COLÉOPTÈRES.

Sans mâchoires. .

Quatre ailes; les supérieures dures, les inférieures
pliées longitudinalement . . . . ORTHOPTÈRES.

Quatre ailes souvent croisées ; bec articulé. . . . HÉMIPTÈRES.

Quatre ailes couvertes d'écailles; trompe roulée en
spirale. . . . . LÉPIDOPTÈRES.

Deux ailes seulement . . . . DIPTÈRES.

Point d'ailes . . . . APTÈRES.

PTÈRES

- Plusieurs paires de mâchoires . . . . POLYGNATHES
- Deux mâchoires; des pattes à chaque anneau du corps . . . MILLEPIEDS
- Tête réunie au corselet; 8 pattes; abdomen sans pattes . . . ARANÉIDES
- Tête distincte; 6 pattes; abdomen terminé par des soies . . . SYTICAUDES
- Tête distincte; 6 pattes; abdomen sans poils . . . .

ÉRES

- Lèvre recouvrant la bouche; ailes étendues dans le repos . . . OGOPATES
- Bouche saillante; ailes couchées sur le corps dans le repos . . . TECTIPENNES
- Bouche très-petite; point de mandibules . . . . AGNATHES

PTÈRES

À abdomen pédiculé...
- Lèvre prolongée, formant une trompe . . . . MELLITES
- Ailes supérieures ployées dans leur longueur; antennes grossissant à l'extrémité . . . DUPLIPENNES
- Antennes brisées; abdomen concave en dessous . . . . . .
- Antennes filiformes; ailes non ployées; abdomen rond; lèvre courte . . . ANTHOPHILES
- Antennes sétacées, de 12 à 13 articles, se roulant en spirale . . . TUNISEURS
- Antennes sétacées, brisées; abdomen arrondi; aiguillon . . . MYRMÉGES
- Antennes, brisées, de 30 articles; tarrière saillante . . . INSECTIVORES
- Antennes filiformes ou en masse; tarrière en spirale . . . .

À abdomen sessile...
- Palpes à peine apparens; tarrière très-saillante . . . . . .
- Palpes très-saillans; tarrière dentelée en scie . . . . . .

A 6 palpes . . . . . Antennes filiformes ou sétacées . . . . CARNASSIERS

Tarses, 5,5,5 :
- Antennes en masse feuilletée . . . . LAMELLICORNES
- Antennes en masse perfoliée ou solide . . . . CLAVICORNES
- Antennes moniliformes; élytres courtes . . . . BRACHÉLYTRES

Antennes filiformes :
- Aptères dures . . . . PERCE-BOIS
- Aptères molles . . . . APALYTRES

Tarses, 5,5,4 ; Antennes variables :
- À élytres dures . . . . LÉGICORNES
- À élytres molles . . . . VÉSICANS

Tarses, 4,4,4 :
- Antennes portées sur un bec . . . . ROSTRICORNES
- Antennes sétiformes . . . . LIGNIVORES
- Antennes en masse; corps souvent cylindrique . . . TÉRADIFORMES
- Antennes grenues, renflées au bout; corps applati . . . PLANICORNES
- Antennes filiformes ou moniliformes; corps bombé . . . HERBIVORES

Tarses, 3,3,3 :
- Antennes en masse . . . .
- Ailes se plient en long et en travers; anus terminé par une pince . . . PERCE-OREILLES
- Corps applati; tête rentrant sous le corselet . . . .
- Corselet très-alongé . . . .
- Pattes postérieures, longues, propres au saut; corps cylindrique . . . SAUTEURS

- Bec naissant à la partie antérieure de la tête . . . . PROBOSCIDÉES

- Bec paraissant naître du col . . . . COLLIROSTRES

- Ailes non croisées, étendues . . . . PLANIPENNES

- Antennes terminées par une masse solide . . . . PAPILIONS
- Antennes courbées à leur extrémité . . . .
- Antennes renflées vers leur milieu . . . . FUSICORNES

- Antennes sétacées . . . . SÉTICORNES

- Antennes filiformes ou plumeuses; une trompe . . . . HYDROPHILES

- Trompe charnue, rétractile, terminée par deux lèvres . . . SARCOSTOMES

- Antennes très-courtes; suçoir corné, saillant; sans trompe . . . SCLÉROSTOMES

- Antennes courtes, ni suçoir, ni trompe . . . . PARASITES

NEUVIÈME

CLASSIFICAT

ZOOPHYTES. . . .

Libres . . . .

- A enveloppe calcaire ou co intérieure . . . .
- A enveloppe charnue ou g dans la masse du corps
- Très-petits ; nageant dan:
- A corps gélatineux, crois

Attachés à un tronc solide.

- Dont la substance médulla: en polypes sur les ram
- Dont chaque polype est : calcaire, sans tenir à u
- Dont l'axe solide est reco de laquelle sortent les p
- Dont l'axe ou la base : réceptacles aux polypes
- Dont la base est spongie

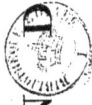

pe calcaire coriace ; à intestins flottans dans la cavité re . . . . **ÉCHINODERMES** .
- Oursins . . . . {Oursins . . . . Echinus. / Brisses . . . . Brissus. / Spatagues . . . . . . Spatagus.}
- Astérie . . . . Asterias.
- Holothurie . . . . . Holothuria.
- Siponcle . . . . . . Sipunculus.

pe charnu ou gélatineuse ; intestins creusés et adhérens masse du corps . . . . **ORTIES DE MER** .
- Actinia . . . . {Actinie . . . . Actinia. / Zoanthe . . . . . . Zoanthus.}
- Méduse . . . . {Méduse . . . . Medusa. / Béroé . . . . . . Beroe. / Rhizostome . . . . . Rhizostoma.}

s ; nageant dans les liqueurs . . . . **INFUSOIRES** .
- Rotifers . . . . . . Rotifer.
- Brachions . . . . . . Brachionus.
- Trichocerques . . . Trichocercus.
- Trichodes . . . . . Trichoda.
- Leucophres . . . . Leucophrus.
- Et tous les autres vers infusoires.

élatineux, croissant par bourgeons . . . . **POLYPES** .
- Polypes à bras . . Hydra.
- Polypes à bouquets . . . . Vorticella.

bstance médullaire traverse un axe corné, et se termine pes sur les rameaux . . . . **ZOOPHYTES proprement dits.**
- Floscolaires . . . . . Floscularia.
- Tubulaires . . . . . Tubularia.
- Capsulaires . . . . . Capsularia.
- Sertulaires . . . . . Sertularia.

ue polype est renfermé dans une cellule cornée ou sans tenir à un axe médullaire . . . . . . **ESCAIRS** .
- Cellulaires . . . . . Cellularia.
- Flustres . . . . . . Flustra.
- Corallines . . . . . Corallina.

solide et recouvert d'une chair sensible, des creux le sortir les polypes . . . . **CÉRATOPHYTES** .
- Antipathes . . . . . Antipath.
- Gorgone . . . . . . Gorgonia.
- Coral . . . . Corallium.
- Isis . . . . Isis.
- Pennatules . . . . . Pennatula.
- Veretilles . . . . . Veretillum.
- Ombellules . . . . . Umbellula.

ou la base pierreuse a des creux qui servent de s aux polypes . . . . **LYTHOPHYTES** .
- Madrépores . . . . . Madrepora.
- Millepores . . . . . Millepora.

e est spongieuse, friable ou fibreuse . . . . . . **ÉPONGES** .
- Alcyon . . . . Alcyonium.
- Eponge . . . . Spongia.

ERRATA.

PAGE 9 , ligne dernière , et page 10 , ligne 1 , conser-
vateur, *lisez* : conservateurs.

Pag. 16 , l. 5 , à travers les vaisseaux , *lisez* : à travers, les vaisseaux.

Pag. 17 , l. 4 , de fécondation , aussi ; *lisez* : de fécondation ; aussi.

Pag. 30 , l. 10 , I. *Des vésicules* , etc. ; *lisez* : 1°. *Des
vésicules* , etc.

Pag. 55 , l. 17 , posible ; *lisez* : possible

Pag. 65 , l. 10 , qui ; *lisez* : que.

Pag. 70 , l. 23 et 24, de fréquentes ; *lisez* : de si fréquentes.

Pag. 72 , l. 22 , *baboins* ; lisez : *babouins*.

Pag. 73 , l. 24 et 25, cavités ; *lisez* : moitiés.

Pag. 81 , l. 7 , arc ; *lisez* : axe.

Pag. 124 , l. 29 , adhérent ; *lisez* : adhérant.

Pag. 125 , l. 2 , se divise ; *lisez* : se divisant.

Pag. 129 , l. 13 , supérieure ; *lisez* : inférieure.

Pag. 131 , l. 25 , saillante ; *lisez* : saillantes.

Pag. 209 , l. 14 , soudivisés ; *lisez* : sousdivisés.

Pag. 248 , l. 21 et 22 , que ce sont ; *lisez* : que ce soient.

EXPLICATION

DES PLANCHES.

PLANCHES I — V.

On a représenté, dans ces cinq planches, des squelettes entiers des quatre classes des animaux vertébrés, pour donner une idée générale des os et de leur arrangement dans ces classes.

Pour les *mammifères*, on a choisi de préférence le *galéopithèque varié* (planche I), dont le squelette n'a pas encore été figuré. Il est remarquable par la forme des dents, particulièrement des incisives inférieures, et par la plus grande proportion des extrémités antérieures, etc.

Le squelette du *cazoar* (pl. II), n'a de même été figuré nulle part. Comme oiseau essentiellement marcheur et qui ne peut voler, il a les os de l'aile extrêmement petits, en comparaison de ceux des extrémités postérieures. Un autre caractère, propre à cette espèce et à celle de *l'autruche*, et qui tient à la même circonstance, est dans l'os claviculaire, dont il n'y a qu'un rudiment. Les os pubis ne sont point unis entr'eux, comme dans *l'autruche*, non plus qu'aux *ischions*; mais ils sont entièrement séparés, comme dans tous les autres oiseaux.

Les os du sommet de la tête sont échancrés, parce qu'on a enlevé le casque qui s'y trouvoit soudé. Il y a cinq côtes sterno-vertébrales, qui diffèrent de celles des autres oiseaux, en ce que leurs deux portions ne sont pas réunies à angle, mais forment deux portions d'un même arc. En avant de ces côtes on en voit trois vertébrales, et deux en arrière.

Le squelette du *tupinambis de terre* (*lacerta ouaran*, Forsk.) (pl. III, fig. 1) est donné pour modèle de celui des *sauriens.* La portion carti-lagineuse du sternum n'a pu être conservée : cet os est terminé en avant par plusieurs branches qui s'avancent sous le cou, en s'écartant l'une de l'autre.

La fig. 2 représente la tête de ce squelette, vue par dessus. On peut y reconnoître l'os intermaxil-laire (a); les os sus-maxillaires (bb); l'os du nez (c); les arcades zygomatiques formées par l'os de la pomette (d); un os surnuméraire (e); les deux pièces du frontal (f. f.), (g) le pariétal. (h. h.) Un os grêle formant une arcade qui borne intérieurement la fosse temporale. (i.) Une portion de la mâchoire inférieure. (k) Un os analogue au carré des oi-seaux, auquel s'articule la mâchoire inférieure. (l. l.) L'occipital. (m) Le condyle de cet os.

Dans les deux squelettes de poissons figurés (pl. IV et V) on verra deux modèles qui diffèrent à beaucoup d'égards. La position horizontale et le grand développement de la nageoire pectorale est la circonstance qui influe le plus sur la forme toute particulière que présentent les *raies*. (b) Est la pièce à l'extrémité inférieure de laquelle s'articulent les deux mâchoires (c et d). (e) Est le cartilage qui tient lieu des vertèbres cervicales.

On voit en (b), pl. V, l'analogue de la pièce indiquée par la même lettre, pl. IV; mais, au lieu de soutenir les deux mâchoires, cet os, parfaitement analogue au carré des oiseaux, ne supporte que la mâchoire inférieure. La supérieure est articulée entre deux pièces, dont on ne voit que celle du côté gauche (c); (d) est le vomer; (e) l'os hyoïde, avec les rayons de l'opercule qu'il soutient; (f) la plaque cartilagineuse, dont l'apophyse (g) va jusqu'à la mâchoire inférieure. (h) L'os en ceinture sur lequel s'articule la nageoire. (iiiiii) Les côtes qui sont fort petites. (k) Un os impair mobile entre les deux os en ceinture, auxquels il s'articule, et qui fait, en avant et en dessous, le tranchant de l'abdomen. (l) Aiguillon qui sert aux *balistes* d'arme défensive. Cet aiguillon est ordinairement couché dans une fosse creusée dans la pièce. (n) Deux muscles fixés en dessus du crâne servent à le relever et à le placer dans une situation verticale. Ils tirent en même-temps la pièce (m) qui tient à l'aiguillon par des ligamens : la portion avancée (o) de cette pièce se glisse alors sous la base de l'aiguillon, qui est échancrée pour cela, et l'affermit tellement dans cette position verticale, qu'il ne peut plus être fléchi en aucun sens. Il faut, pour qu'il puisse être ramené dans la position horizontale, que deux muscles postérieurs à la pièce (m) et couchés dans la fosse de l'os (n) tirent en arrière la pièce (m), la dégagent ainsi de dessous l'aiguillon, ou du-moins sa portion (o), et les fléchissent ainsi dans cette fosse.

Nous n'ajouterons aucun détail de plus à ces cinq planches. On peut lire dans le texte tous ceux concernant l'ostéologie des animaux qu'elles repré-sentent.

PLANCHE VI.

Muscles de l'épine.

(Muscles de la queue dans les *mammifères. Voy.* tom. I, pag. 187 et 188.)

Fig. 1. Muscles de la queue du *raton.* (La queue est vue en dessous.)

(a a a, etc.) *Sacro-sous-caudiens,* du côté droit, développé.

(à à à, etc.) *Le même muscle,* du côté gau-che, resté en place.

(b b b b) *Sous-caudiens* ou *inter-coccy-giens.*

(c) *Iléo-sous-caudien* ou *ileo-coccygiens,* du côté gauche.

Tous ces muscles sont des abaisseurs de la queue. Les suivans la fléchissent de côté.

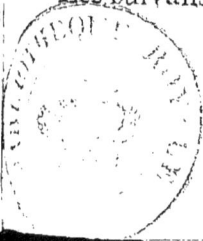

(d′d) *Ischio-caudiens* , des deux côtés.

(e e e e) *Inter-transversaires gauches.*

Fig. 2. Muscles releveurs de la queue , vus dans le chien.

(a a a) Portions charnues du *sacro-coccy-gien supérieur,* du côté droit; il a été développé : (à à à) sont ses différens tendons.

(b b b) Le même muscle du côté gauche, resté en place.

(c et c′) *Les inter-épineux* ou *lombo-sacro-coccygiens.*

PLANCHE VII.

Muscles de l'épine. (Muscles du cou des *oiseaux*)

Les quatre figures de cette planche représentent les muscles du cou de la *buse. Voy.* la description générale de ces muscles (tom. I , p. 190 et suiv.)

Fig. 1.

(a) Le petit *droit antérieur* de la tête.

(b) Le grand *droit antérieur* de la tête.

(c) Le petit *complexus.*

(d) Le grand *complexus.*

(e) Le *digastrique du cou.*

Ces muscles appartiennent proprement aux mou-

vemens de la tête. *Voyez* leur description
(tom. I, pages 237 et 238).

(i), (k), (p) comme dans la fig. 2.

Fig. 2. (e) Le *digastrique du cou.*

(f) Le *grand droit postérieur de la tête.*

(g) Le *droit postérieur moyen de la tête.*

(h) L'*oblique externe.*

(i) L'*oblique dentelé.*

(k) L'*inter - articulaire antérieur*, ou
l'*épineux transversaire antérieur.*

(lll) Les *épineux transversaires postérieurs.*

(mmm) Les *inter-transversaires* du côté
gauche.

(pp) Le *long antérieur du cou.*

Fig. 3.

(g) Comme dans la fig. 2.

(e) Comme dans la fig. 2.

(h) L'oblique externe.

(nn) Muscle décrit p. 191, sous le nom
d'analogue au cervical descendant.

(oooo) Ses languettes supérieures accessoires.

(x·x·x·) Les languettes accessoires inférieures du muscle n n.

Fig. 4.

(n et o) Comme dans la fig. précédente.

(x·x·x·) Les languettes accessoires infé-

rieures du muscle (n) mieux dévelop-
-pées.

PLANCHE VIII.

Muscles de l'épine.

Les trois figures de cette planche sont relatives aux muscles du cou et de l'épaule de la *tortue franche.* (*Voy.* tom. I, pag. 193 et 194.)

Fig. 1. Le dessus du cou.

> Les muscles (b) et (c) sont décrits dans l'ordre que nous les indiquons (tom. I, pag. 193).
>
> Les muscles (a) (e) et (d) son décrits sous les numéros 1, 2 et 3, page 238 du même tome.

Fig. 2. Le même animal. — Le cou tendu vu de profil, l'épaule pendante.

> (a) (b) (c) (e) comme dans la figure pré- cédente.
>
> (f) Le premier des muscles décrits (p. 194).
>
> (g) L'analogue du grand droit antérieur.
>
> (h) L'analogue du long du cou (p. 194).
>
> (k) Le long antérieur de la tête.
>
> (i) L'analogue du sterno-mastoïdien.

(1)

(l) L'analogue du releveur de l'omoplate, décrit pag. 265.

Les quatre muscles suivans appartiennent au bras ou à l'avant-bras.

(m) Muscle qui paroît l'analogue du *grand dorsal* (pag. 281).

(n) Portion accessoire du deltoïde (p. 281).

(o) L'analogue du *scapulo-radien* (p. 282).

(p) Muscle dont l'action paroît être la même que celle du *releveur du bras* (p. 282).

Fig. 5. Le cou du même animal vu de profil. L'os de l'épaule droite pendant. La carapace un peu soulevée, de manière qu'on voit en raccourci le dessous de sa partie droite.

(a) (b) (c) (d) (e) (f) (g) (h) (k) comme dans les figures précédentes. (1) Le petit complexus ou *trachelo - mastoïdien*, (p. 239. 5ᵉ.)

5 V.

PLANCHE IX.

Muscles de l'épaule dans les mammifères,
(V. tom. I, p. 255 et suiv.)

Les fig. 1 et 2 représentent une partie des muscles
de l'épaule d'un *babouin cynocéphale.*
(*S. Sphinx.* L.)

(a a) Est le trapèze. (b) Le releveur de
l'omoplate. (c) L'omo-hyoïdien.

(d) Le deltoïde. (e). Le triceps brachial.
(i) Portion accessoire de ce muscle.

(f) Sus-épineux. (g) Sous-épineux. (h) Grand
rond. (k) Le grand dorsal. (1) Le masséter.
(q.) Le rhomboïde. (x) le grand dentelé.

Fig. 3. Une partie des muscles de l'épaule de
l'ours blanc.

(a a' a'') Sont trois portions du trapèze. La
première (a) se joint à l'épine de l'omoplate (1. 1.); la seconde (a') au muscle
cleido-mastoïdien marqué (e c); et la
troisième (a'') au sterno-mastoïdien, marqué (c c). (f) Est l'endroit où se trouve
l'os claviculaire, lorsqu'il existe : il manque
dans ce genre. (b) Est le releveur de l'omoplate. (d d d) Sont trois portions du deltoïde.

Fig. 4. Une partie des muscles de l'épaule du
lapin.

(a a) Trapèze. (b) Releveur de l'omoplate. (e) Cleido mastoïdien. (c) Muscle
commun à l'encolure et au col, formé par
une portion du trapèze, par le cleido-
mastoïdien et par une portion du deltoïde.
(k) Grand dorsal.

PLANCHE X.

Muscles de l'épaule des mammifères.

Fig. 1. Partie des muscles de l'épaule du *cochon.*

(a) Portion scapulaire du trapèze. (g) Portion claviculaire du même muscle, qui se
joint au cleido-mastoïdien (h), pour com-
poser le muscle commun à l'encolure et
au col (f). (i) Sterno-mastoïdien.

(x) Le grand dentelé. (e) Omo-hyoïdien.

(b) Le releveur de l'omoplate. (n) Le
splenius du cou. (m) Le grand oblique de
la tête. (l) Portion du rhomboïde; (k) du
splenius de la tête.

(o) Le scalène. (t) Analogue du petit pectoral du cheval.

(p) Thyro-hyoïdien. (s) Sterno-hyoïdien.
(q) Sterno-thyroïdien.

(z) Mylo-hyoïdien. (u) Masséter.

V 2

Fig. 2. Partie des muscles de l'épaule du *mouton.*
(a a a') Trapèze. (a') Est la portion claviculaire de ce muscle. (b b) Releveur de l'omoplate.
(d d d') Deltoïde. (d') Est la portion claviculaire de ce muscle. (i) Sterno - mastoïdien. (e) Portion du cleido-mastoïdien. (g) Portion du grand pectoral. (x) Grand dorsal. (y) Brachial interne.

Fig. 3. Partie des muscles de l'épaule du *dauphin.*
(q) Rhomboïde. (d) Deltoïde. (b) Releveur de l'omoplate. (f) Masto-humérien. (v) Costo - humérien, ou rétracteur de l'humérus. (i) Sterno-mastoïdien. (g) Portion du grand pectoral. (k) Splénius.

PLANCHE XI.

Muscles et os de la main.

Fig. 1. Une partie de l'humérus, les os de l'avant-bras et ceux de la main de devant du *cynocéphale* (S. *sphinx.*)
(k) Est le radius ; (l) le cubitus ; (a) l'os scaphoïde ; (b) le sémilunaire ; (c) le cunéiforme ; (d) le pisiforme ; (e) le trapèze ; (f) le trapézoïde ; (g) l'os que les singes ont de plus que l'homme (V.

tom. I , p. 302). (h) Le grand os ; (i) l'os unciforme. (m) Le premier os du méta-carpe , ou celui qui soutient le pouce. Les autres parties de cette figure n'ont pas besoin d'explication.

Fig. 2. Articulation du bras avec l'avant-bras du même animal. (a) Est l'humérus ; (b) le radius ; (c) le cubitus.

Fig. 3. Face externe de l'avant-bras du même animal, première couche des muscles de cette partie.

(a) Est l'anconé ; (b) le long supinateur ; (c) le radial ; (d) l'extenseur commun ; (e) l'extenseur du petit doigt ; (f) le cubital externe ; (g) le long extenseur du pouce ; (h) le long abducteur du pouce.

Fig. 4. L'avant-bras du même animal , vu du même côté. Deuxième couche des muscles de cette partie. (a g h) comme dans la figure précédente. (n) Le court supina-teur. (m) L'extenseur de l'index et du médius. (o) Le cubital interne.

Fig. 5. Articulation du bras avec l'avant-bras dans le *chat.* (V. tom. I, pag. 285). (a) Est l'humérus. (b) Le radius ; (c) le cubitus.

Fig. 6. Portion de l'humérus, de l'avant-bras e du pied de devant du même animal.

V 3

(a) Est le petit os qui se remarque dans les *chats*, semblable pour la forme au pisiforme de l'homme, mais situé sur le bord opposé du carpe.

(b) L'os qui remplace le scaphoïde et le sémilunaire de l'homme. (b) Le pisiforme, extrêmement grand, comme dans tous les carnassiers. (e f h i) comme dans la figure 1.

Fig. 7. Une partie des muscles du pied de devant, dans le même animal.

(a) L'extenseur commun des doigts.

(d) L'abducteur du second et du troisième doigts. (b)

(c) Tendon de l'abducteur propre du petit doigt. Le graveur l'a mal indiqué en le réunissant au précédent, il doit passer derrière.

(b) Le cubital interne.

(h) Le long abducteur du pouce.

(e) Le premier radial externe.

(g) Le long extenseur du pouce.

Fig. 8. Portion des os de l'avant bras et ceux du pied de devant de l'*ours*. Les lettres sont comme dans la fig. 8.

Fig. 9. (l et k) Cubitus et radius. (a b d) Les trois os du premier rang. Il y en a quatre au second rang.

Fig. 10. Le bras, l'avant-bras et la main du *dauphin*.

(a) L'humérus. (b) Le radius. (c) Le cubitus.

PLANCHE XII.

Muscles et os de la main.

Fig. 1. Pied de devant du *lapin*.

Fig. 2. Le même avec une partie de ses muscles extenseurs.

(a) Est le radial externe. (b) L'abducteur du pouce. (c) L'extenseur commun. (d) L'extenseur des deux derniers doigts. (e) Le cubital interne.

Fig. 4. Articulation de l'humérus avec les os de l'avant-bras dans le *lièvre*.

Fig. 3. Pied de devant du *cochon d'inde*. Le scaphoïde et le naviculaire sont réunis : le pisiforme est très-grand. (V. tom. I, p. 3o4.)

Fig. 5. *Idem* d'une *gerboise*.

Fig. 6. Pied de devant du *paresseux aï*.

Fig. 7. Pied de devant du *paresseux unau*.

V 4

PLANCHE XIII.

Os et muscles de la main.

Fig. 1. Os du pied de devant du *cochon.*

Fig. 2. *Idem* du *mouton.*

Fig. 3. *Idem* du *cheval.*

> Ces figures n'ont pas besoin d'explication. On peut consulter la description de ces os dans chaque article du tome Ier qui les concerne. (P. 287, 288, 305 et suiv. et 313).

Fig. 6. Muscles du pied de devant du *cheval.* On voit la face externe de l'avant-bras et du pied. (V. tom. I, p. 318.)

> (a) Est le radial externe.
>
> (b) L'analogue de l'abducteur du pouce.
>
> (c.) L'analogue de l'extenseur des doigts.
>
> (c') Portion accessoire de ce muscle.
>
> (d) Analogue de l'extenseur propre du petit doigt.
>
> (e) Le cubital externe.

Fig. 5. Les mêmes muscles dans le *mouton.* Les lettres ont la même signification, excepté (i) qui indique l'analogue de l'extenseur de l'index.

Fig. 4. Les mêmes muscles dans le *cochon.*

(a b c) Comme dans les deux figures précédentes. (i) Extenseur propre de l'index.
(k) Extenseur propre du troisième doigt.

PLANCHE XIV.

Muscle du tronc d'un insecte.

(Queue de l'écrevisse.)

La seule figure de cette planche représente particulièrement le muscle central de la queue,
vu par dessous. (V. tom. I, p. 425.)

> (b b) Les digitations attachées au thorax en
> dessous.
> (c c) Les trousseaux de fibres qui vont aux
> angles des anneaux.
> (d d) Les trousseaux de fibres transverses.
> On voit de plus en (a a) le muscle décrit
> le premier (p. 423).

PLANCHE XV.

Muscles des pattes d'un insecte (tom. I , p. 458
et suiv.)

Fig. 1 et 2. Muscles des pieds de derrière d'un
hydrophile.
(a a) Adducteurs de la cuisse.

(b b) Muscle qui fait tourner la hanche en
arrière.

(c c) Autre muscle qui a le même usage.

(d d) Muscle qui fait tourner la cuisse en
avant.

(e) Abducteur de la cuisse.

Fig. 3, 4 et 5. Muscles des pieds mitoyens du
même.

(f f) Muscle qui fait tourner la hanche en
dehors et en arrière.

(g) Muscle qui fait tourner la hanche en
dehors.

(h) Muscle qui fait tourner la hanche en
avant.

(k) Adducteur de la cuisse.

Fig. 6, 7, 8, 9. Muscles des pieds de derrière du
dytisque de Rœsel.

(a) Extenseur de la cuisse.

(b) Adducteur de la cuisse.

(c) Extenseur profond.

(d) Adducteur profond.

Les quatre paires de muscles (e f g h) sont indiquées (tom. I, p. 450) comme appartenant
aux mouvemens de la poitrine.

Celui marqué (e) s'attache sur la partie de la
poitrine qui correspond à la hanche postérieure ; delà il monte obliquement de bas en

haut sous la partie supérieure de la poitrine,
où il s'insère.

Le muscle (f) vient de la ligne moyenne de la
poitrine, qui correspond au sternum, sous la
partie fourchue de l'Y; il s'élève de dedans
en dehors, auprès du précédent, et s'insère
à la partie supérieure de la poitrine. Ces deux
paires de muscles doivent diminuer la hauteur
de la poitrine.

Ils en recouvrent deux autres (g et h) dont les
attaches inférieures sont absolument semblables, mais dont l'insertion est un peu plus
externe.

PLANCHE XVI.

Cerveau de mammifère (tom. II, p. 147 et suiv.)
(De *dauphin.*)

La figure 1 représente la moitié du cerveau et
du cervelet vus en dessus. On voit que l'hémisphère du cerveau est fort épais, et qu'il
recouvre le cervelet. Les circonvolutions sont
peu profondes, comparées à celles du cerveau
de l'homme.

La figure 2 est l'hémisphère droit du cerveau
avec la moitié correspondante du cervelet,
vus en dessous. Les numéros indiquent ceux
des paires de nerfs. La première paire manque.

(a) Est l'entrecroisement des nerfs optiques.

(b) Le pont de varole.

(c) Les éminences olivaires et pyramidales.

(d) La continuation de la moelle allongée.

Fig. 5. Coupe horizontale des hémisphères du
cerveau.

Cette coupe donne une idée de la forme du cerveau et du cervelet qui sont, comme l'on voit,
extrêmement larges.

Le corps calleux (d) moins blanc que la sub-
tance médullaire ; on n'y voit aucune espèce
de stries , sa substance est très-molle. (b) Les
ventricules antérieurs, dans lesquels on voit
(g g) le plexus choroïde : (a a) les corps
cannelés qui sont très-étroits et fort petits,
respectivement à la masse.

(c) Couche des nerfs optiques, recouverte
par le plexus.

(m) La commissure antérieure très-dis-
tincte et assez solide.

(n) Commissure postérieure également très-
distincte , ayant l'apparence et la consis-
tance semblables à celles de la partie médullaire.

(e) Eminence mamillaire antérieure droite,
Elle est plus grande que dans l'homme,
quoique beaucoup plus petite que les
testes (f f) ou les éminences postérieures
qui sont très-grandes.

(h) Série de tubercules dirigée d'avant en
arrière, qui réunit les deux lobes du cervelet, ou protubérance vermiforme.

PLANCHE XVII.

Cerveau de poisson.

Les figures 1—9 représentent différentes vues du
cerveau de la *carpe.*

Il est vu en dessus dans les fig. 1—6.

Fig. 1. (a a) Nœuds des nerfs olfactifs ; (b) ces
nerfs. (d) Les hémisphères du cerveau ;
(f) le cervelet. (g g) Les gros tubercules
qui sont en arrière du cervelet. (h) Le
tubercule impair. (i) La moelle allongée.

Fig. 2. Les lettres ont la même signification. On
a coupé et renversé à droite et à gauche,
les hémisphères du cerveau pour faire voir
les tubercules antérieurs ou les éminences
nates (11), qui remplissent les ventricules latéraux.

Fig. 3. On a écarté les éminences *nates* par leur
partie postérieure pour découvrir les éminences *testes* ou les tubercules postérieurs (r r). Les autres lettres ont la
même signification que dans la figure 1.

Fig. 4. On a enlevé les éminences *nates* et *testes* pour faire voir le corps canelé (s s), et la fente (t) qui conduit par (b) dans le quatrième ventricule (m m), sont les couches optiques, qui ne sont presque pas visibles. Les autres lettres ont la même signification que dans la fig. 1.

Fig. 5. On a enlevé les hémisphères du cerveau pour faire voir les couches optiques (m m).

Fig. 6. On a enlevé le nœud du nerf olfactif et ce nerf du côté droit, pour faire voir l'entrecroisement des nerfs optiques (r r).

Fig. 7. Le cervelet est rejeté en avant pour montrer les tubercules (q q h) qui sont dessous.

Fig. 8. Le cervelet est fendu, et ses deux moitiés écartées pour montrer le quatrième ventricule.

Fig. 9. L'encéphale vu par-dessous pour montrer en plein les couches optiques (m m).

Fig. 10 — 13. Encéphale de l'*anguille*.

Fig. 10. Il est vu en dessus (a a). Les trois tubercules de chaque côté des nerfs olfactifs. Les postérieurs sont aussi grands que les hémisphères du cerveau.

(b) Les nerfs olfactifs. (1) Les narines

(c) Le nerf optique du côté gauche. (d)
Les hémisphères du cerveau. (f) Le
cervelet.

Fig. 11. (a) Tubercules olfactifs. (m) Ventricules du cerveau ouverts. On voit les deux filets qui unissent ces couches aux tubercules postérieurs, et le filet qui va d'un tubercule postérieur à l'autre. On a enlevé les hémisphères du cerveau et le cervelet.

Fig. 12. (a) Tubercules olfactifs postérieurs. (d. f. g.) Les quatre ventricules de l'encéphale formant une seule cavité.

Fig. 13. L'encéphale de *l'anguille* vu en dessous. (a) Sont les tubercules des nerfs olfactifs. (m) Les couches optiques. (f) Le cervelet. (i) La moelle allongée.

PLANCHE XVIII.

Cerveau et nerfs des poissons.

Fig. 1. Représente l'encéphale et l'oreille interne du *poisson-lune* (*tetraodon mola.* L.) vus en dessus. On a enlevé le dessus du crâne. La cavité (A) du crâne excède de beaucoup le volume de l'encéphale.

(a a) Sont les deux tubercules des nerfs olfactifs.

(b b) Les deux hémisphères du cerveau.

(c) Le cervelet.

(d) La moelle allongée.

(o) Le sac du labyrinthe (V. t. II, p. 454 et suiv.)

(g h i) Les trois canaux sémi-circulaires.

(l l l) L'ampoule que forme une de leurs extrémités, au moment où elle se réunit au sac. (m) L'endroit de réunion des deux canaux verticaux. (p et q) Les deux colonnes cartilagineuses qui forment des poulies dans lesquelles ces deux canaux sont engagés (V. t. II, p. 469).

Fig. 2. Nerfs de la première, deuxième, cinquième et huitième paires de la *carpe.*

(1. 1.) Les tubercules des nerfs optiques.

(2. 2.) Les hémisphères du cerveau.

(3) Le cervelet. (4) Le tubercule postérieur droit.

(5. 5.) Les nerfs olfactifs. (6) Le renflement qui est à leur extrémité. (20) La narine droite.

(7) Le nerf optique du côté droit.

(8) Branche ophthalmique de la cinquième paire. (9) Rameau de cette branche qui se distribue à la narine droite. (10) Second rameau principal de cette branche, qui

qui se divise en deux autres (11 et 12).
(13) Troisième rameau de l'ophthalmique
qui a été coupé. (14) Nerf maxillaire inférieur, troisième branche de la cinquième paire. (15) Maxillaire supérieur.
(17) Branches antérieures de la cinquième
paire qui vont aux branchies.
(8) Branches moyennes de la huitième
paire qui vont aux muscles des branchies
et à l'œsophage.
(19) Branche postérieure qui forme le nerf
latéral.
(16) Branche du nerf de la huitième paire
qui tient lieu de *glosso-pharyngien.*
(V. tom. II, p. 239).

PLANCHES XIX et XX,

Œil d'oiseau.

Les différentes figures de ces deux planches sont
toutes relatives à l'œil du *dindon.*

Fig. 1. Paupières et partie de leurs muscles ; points
et conduits lachrymaux ; globe de l'œil.

(a) La cornée ; (b) la paupière supérieure ;
(c) son muscle releveur. (d) La paupière
inférieure ; (e) l'orbiculaire. (g) Points et
et conduits lachrymaux. (h) Sac nasal.
(i) Glande postérieure.

5   X

Fig. 2 et 3. Muscles, glandes et nerf de l'œil.

Fig. 2. (a) Le pyriforme.

(l) Son tendon.

(b) Le carré.

(c) L'abducteur.

(d) L'abaisseur.

(e) L'adducteur.

(f) L'oblique supérieur.

(g) L'oblique inférieur.

(h) La glande antérieure.

(i) Son canal excréteur.

(k) La glande postérieure.

(l l) Contour selon lequel la conjonctive se colle sur le globe de l'œil où elle a été coupée. (m n) Bord des paupières.

(o) Membrane clignotante. (p) Muscle abaisseur de la paupière inférieure, vu à travers de la membrane qui tapisse l'orbite. Distribution de la cinquième paire.

(r) Nerf optique.

Fig. 3. Les lettres c, d, e, f, g, h, i, q, r comme dans la fig. 2.

(t) Muscle releveur. (1) Nerf de la quatrième paire ou pathétique. (2) Branche nasale du nerf de la cinquième paire. (3) Branche lachrymale.

Fig. 4. Le crâne vu en dessous.

(a) Commissures des paupières; (b) plaque

de la paupière inférieure ; (c) l'orbiculaire. (d) Paupière interne. (e) Son
tendon. (f) Points lachrymaux. (g) Paroi
externe du conduit lachrymal. (h) Muscle
petit oblique. (i) Muscle abaisseur; (k)
l'abducteur; (l l) partie de la glande antérieure de chaque côté. (m) Abaisseur
de la paupière inférieure. (o) Nerf de
la cinquième paire. (n) Nerf de la
sixième ; (p p) de la neuvième.

Fig. 5. Le même, vu dans la même position,
après avoir enlevé la plupart des muscles
de l'œil, etc.

(h) Comme dans la figure précédente.
(a) Est le nerf optique. (b) Sa queue. (c)
Rainure où passoit le tendon du pyriforme pour la paupière interne.

Fig. 6. Anneau formé par les pièces osseuses qui
garnissent la face antérieure de la sclérotique.

Fig. 7. Sclérotique ouverte par un plan parallèle
à la queue du nerf optique. Le corps
vitré est affaissé.

(a) Nerf optique ; (b) queue du nerf optique. (c) Le peigne. (V. tom. II, p. 414.)

Fig. 8. Partie du peigne vue au microscope.

X 2

PLANCHE XXI.

Le crâne du *dauphin* vu obliquement en dessous
pour montrer les cavités qui sont en rapport
avec l'oreille.

(a) Les arrière-narines ; (b) le trou occipital.

(c c) Les condyles occipitaux. (d) La fosse
temporale.

(e e) Le stylet qui remplace l'os de la
pomette.

(f) L'os propre du rocher qui contient la
caisse et le labyrinthe.

(g) Le méat auditif externe.

(h) La trompe d'Eustache ouverte.

(h') La portion de cette trompe qui va com-
muniquer dans le canal des narines.

(i) Ouverture qui donne de la trompe dans
une grande cavité, située tout au fond
sous l'orbite.

(k k) Portion de cette cavité, où paroît ré-
sider le sens de l'odorat dans les cétacés.

(l l) Nerf maxillaire supérieur qui la traverse.

PLANCHE XXII.

Muscles de l'oreille du cheval.

Fig. 1 et 2. La tête du *cheval* est vue de côté.

Fig. 3 et 4. La tête du *cheval* est vue par derrière.

Dans ces quatres figures les chiffres corres-
respondent à ceux des muscles décrits (t. II,
p. 522 et suiv.)

On a coupé en (r, fig. 1) les muscles du cou;
on voit en (v) une portion de la fosse temporale ; en (x) la place de l'arcade zygoma-
matique ; en (n) celle du masséter, et en
(m) celle de la mâchoire inférieure; (y) est
le trou occipital.

PLANCHE XXIII.

Muscles de l'oreille du lapin.

Dans les figures 1 , 2 et 3 la tête est vue par
derrière. On la voit de côté dans les figures
4 et 5.

Les numéros de ces figures correspondent à
ceux des muscles décrits (tom. II, p. 522
et suiv.)

X 3

PLANCHE XXIV.

Muscles de l'oreille du chien et du mouton.

Fig. 1 et 2. Muscles de l'oreille du *chien.*

(x) Est le tragus, au-dessus duquel est une fente (b) qui permet à la pointe supérieure (c) de glisser sur l'autre, et de rétrécir un peu l'ouverture de l'oreille. L'écusson (d) est placé sur la base de la conque. (e) Est l'angle antérieur supérieur, qui le prolonge en pointe vers le haut.

La tête est vue de côté dans ces deux figures. Les chiffres correspondent à ceux des muscles décrits (tom. II, p. 522 et suiv.) (i) N'est pas décrit parmi ces derniers : il vient des muscles (2 et 5) à la base de l'oreille, c'est un *surcili-tragien.*

Fig. 3 et 4. Muscles de l'oreille du *mouton.* La tête est vue par derrière dans la figure 3, et de côté dans la figure 4. (a) Indique la place de l'orbite dans les deux figures. (b) Fig. 4, est l'arcade zygomatique.

PLANCHES XXV et XXVI.

Pannicule charnu du hérisson. (*Voy.* tom. II, p. 565 et suiv.)

Fig. 1.

(a a a) Muscle de forme ovale à fibres concentriques, qui enveloppe le hérisson lorsqu'il est roulé sur lui-même.

Fig. 2.

(a) Le même muscle.

(à à à à) Son pourtour plus épais que le centre.

(c d) les deux paires antérieures du côté gauche, qui vont du muscle précédent à la tête.

(b b) Autre paire qui part de la pointe postérieure du muscle (a) et s'attache à la queue.

Fig. 3. Le *hérisson* est vu par le ventre.

(e e) Muscle qui correspond au peaucier du col ; il se fixe sur les parties latérales de la tête, derrière l'oreille.

(f f) Muscle qui vient de la ligne moyenne du sternum, et s'élève jusqu'au muscle (a) en contournant l'épaule.

(g g) Le grand peaucier du ventre. (s) Por-

X 4

tion externe de ce muscle qui va s'unir au grand peaucier orbiculaire du dos.

(t) Portion interne du même muscle, qui s'insère à la partie supérieure interne de l'os du bras.

Fig. 4. Muscles qui se trouvent sous ceux du dos.

(h) Il vient de la tête, derrière l'oreille, et se perd dans l'épaisseur de la pointe antérieure de l'orbiculaire du dos.

(o) Petit trousseau qui vient des dernières apophyses cervicales, et se perd dans l'orbiculaire du dos (a).

(ppp) Muscle décrit le dernier, p. 567.

PLANCHE XXVII.

Muscles du nez dans le *cochon* et la *taupe*.

Fig. 1. Muscles du boutoir dans le *cochon*.
Ces muscles sont au nombre de quatre.—
Les numéros de la figure correspondent
à l'ordre dans lequel ils sont décrits (t. II, pag. 662.)

On voit de plus une partie des muscles de
l'oreille, marqués des mêmes numéros
que ceux décrits (tom. II, p. 522 et suiv.)

Fig. 2. Représente la tête de la *taupe* et son bou-

toir vus de côté. Dans la figure 3 les mêmes
sont vus en dessus; ils sont vus en dessous
fig. 4.

Fig. 2. (a) est le crotaphite ; (b) le masséter.
(1 , 2 , 3 , 4) les quatre muscles du boutoir. (*Voy*. t. II , p. 661.)

Fig. 3. (a a) Les deux crotaphites. (1 1) Les tendons
des deux premiers muscles, qui forment
sur le boutoir une seule aponévrose (5).

Fig. 4. (4 4) Les tendons des deux muscles indi-
qués par le même numéro (fig. 2) ; ils
se réunissént sous le boutoir en une seule
aponévrose.)

PLANCHE XXVIII.

Muscle du nez dans le *cheval.* (*Voy*. t. II, pag. 662
et suiv.)

Fig. 1 et 2. Représentent les naseaux du *cheval*
dépouillés de leurs muscles. (x) Dans ces
deux figures est le cartilage sémi-lunaire ;
(y, fig. 1) la fausse narine ; elle a été ouverte fig. 2, et l'on voit en (p p) la fente
qui conduit dans la narine vraie.

Les fig. 3 et 4 représentent les muscles du nez,
et une partie de ceux des lèvres.

(a) Est le *pyramidal* ou *grand sus-ma-xillo-nasal de Girard*.

(b) Est le second décrit tom. II , pag. 663 ; c'est le petit *sus-maxillo-nasal de Girard*, ou le *releveur de l'appendice de Flandrin*.

(c) Le *transverse*.

(d) Le muscle *court*.

(e) Le *zygomatique* ou *zygomato-labial*.

(f) Le *buccinateur* ou *molaire externe*, *Bourgelat*.

(g) Le *molaire interne*, du même — seconde couche du buccinateur.

(h et l) Le *maxillaire*, *Bourgelat*. (*Voy.* pag. 663.)

(i) Le *releveur* de la *lèvre supérieure*. (*Voy.* pag. 664.)

PLANCHE XXIX.

Muscles du nez.

Coupes de la trompe de l'*éléphant*. (*Voy.* tome V, pag. 283 et suiv.)

A. Coupe horizontale dans laquelle on voit de petits muscles transversaux coupés en travers et d'autres (b) dans leur longueur.

B. Coupe verticale en long, qui a partagé le canal nasal (c) du côté gauche. Les petits muscles transversaux qui se voyent dans leur longueur en (b) sont coupés en travers

en (c) ; d'autres petits muscles analogues
sont vus dans leur longueur en (d). On
voit également dans leur longueur en (e)
les antagonistes de ces muscles transversaux , c'est-à-dire les petits muscles longitudinaux.

D. Coupe verticale en travers. Les petits muscles transversaux sont vus dans leur
longueur ; on voit qu'ils ont des direc-
tions très-variées, quoique toujours en
travers , et qu'ils ne vont pas précisément
en rayonnant de l'axe à la circonférence.
Ils sont tous en dedans de la couche des
petits muscles longitudinaux que la coupe
a divisés en travers. On voit encore la
coupe des principaux nerfs et vaisseaux
sanguins , ainsi que celle des deux canaux
qui traversent la trompe, non précisément
dans son axe, mais beaucoup plus près de
sa face inférieure.

PLANCHE XXX.

Muscles des narines dans le Dauphin. (*Voy.*
pour cette planche et pour la suivante tom. II,
pag. 720 et suiv.)

Fig. 1. (a) est la langue, vue en dessus ; (b b)
sont les narines ; (c) le pharinx ; (d) le

larynx ; (e) la corne gauche de l'os hyoïde;
(f) le stylo-glosse.

Fig. 2. Le dessus du crâne mis à découvert. (a) Est
l'ouverture extérieure des jets ; (b etc)
expansions musculaires qui s'étendent
sur les poches des jets.

Fig. 3. Le dessus du crâne mis à découvert. On a
ouvert la cavité commune (a), dans laquelle on voit l'ouverture supérieure
des narines et la poche droite. (c) Est la
poche gauche gonflée. (d d) La seconde
couche des expansions mus culaires.

P L A N C H E X X X I.

Narines et muscles du nez, dans le dauphin.

Fig. 1. (a a) La cavité intermédiaire qui a été enle-
vée de dessus les narines supérieures (d d),
et rejetée en avant avec le muscle (c c),
qui étoit couché sur les os intermaxillai-
res (f f), et avec la valvule (b b). Ce
muscle est destiné à mouvoir cette valvule,
en la tirant de haut en bas, pour intercepter
la communication entre les cavités inter-
médiaires et les poches , et les ouvertures
supérieures des narines. (g g) Sont les or-
bites.

Fig. 2. L'ouverture des narines supérieures dont
on a écarté les lèvres ; (b b) est la valvule

qui couvre cette ouverture ; (c) est la cloison des narines ; (d d) commencement des narines supérieures. On voit en(c c) la poche à jets du côté droit.

PLANCHE XXXII.

Dents et mâchoires.

Fig. 1. Muscles des mâchoires d'un *baliste.* (*Voy.* tom. III, pag. 96 - 99.)

(a) Petit cartilage auquel s'articule la mâchoire supérieure (b), en (c), de manière
qu'elle est mise en mouvement sur ce point
comme un double levier du premier
genre ; (d) cartilage analogue à l'os
carré des oiseaux , à l'extrémité duquel s'articule la mâchoire inférieure (e),
en (i). Lorsque les deux mâchoires se
ferment , les dents de l'inférieure passent
derrière celles de la supérieure , de sorte
qu'elles doivent agir comme des lames
de ciseaux.

La mâchoire inférieure est abaissée,
1°. par un muscle impair (h) dont on ne
voit qu'une portion dans la figure; 2°. par
les deux petits muscles (i) et (k) qui tirent
en arrière la double plaque cartilagineuse
(e), articulée sous l'orbite par son extrémité supérieure. Cette plaque tient en

avant à un long filet (f) qui s'avance, caché par l'os carré jusqu'à la mâchoire inférieure, à laquelle il se fixe, immédiatement au dessous de son articulation. Un muscle très-fort (1), dont les fibres se terminent, pour la plupart, au tendon (m), qui traverse l'extrémité de la mâchoire supérieure, au-dessus de son articulation, et se termine à la mâchoire inférieure, meut à la fois ces deux mâchoires en les rapprochant l'une de l'autre.

(n) Autre muscle très-épais qui agit seulement sur la mâchoire inférieure, à la face interne de laquelle il se fixe audessus de son articulation; il la relève par conséquent.

(o) Muscle dont les fibres aboutissent à la branche descendante de la mâchoire supérieure. Il contribue à l'abaissement de cette mâchoire.

Fig. 2. Partie supérieure d'une dent d'*oryctérope.* (*Voy.* tom. III, pag. 107.)

Fig. 3. La même, fendue verticalement, pour montrer les tubes dont elle est composée.

Fig. 4. La dent de l'*ornithorinque*, vue par sa couronne. (*Voy.* tom. III, pag. 107.)

Fig. 5. La même, vue par sa racine.

Fig. 6. L'un des tubercules osseux de la mâchoire de l'*anarrhique* (*anarrhicas - lupus.*) (*Voy.* t. III , pag. 113, 130 et 182. (a) La dent qu'il porte.

Fig. 7. Le même tubercule rompu et vu par sa base.

Fig. 8. La mâchoire inférieure d'un *diodon*, sciée longitudinalement. (*Voy.* tom. III , pag. 114 et 125.)

(a) La plaque du milieu ; (b) la coupe des lames dont les extrémités forment cette plaque , et qui s'y succèdent ; (c) le canal par lequel passent les vaisseaux et les nerfs qui se rendent à ces lames ; (d) le bord tranchant de la mâchoire ; (e) les lames dont les extrémités le forment ; (f) le canal de leurs vaisseaux et de leurs nerfs.

PLANCHE XXXIII.

Dents et mâchoires.

Fig. 1. L'appareil des mâchoires d'un *oursin.* (*Voy.* tom. III , pag. 329 et suiv.) (a) L'œsophage ; (b) la membrane pentagonale qui unit les cinq osselets en demi-cercle ; (c c c c c) ces cinq osselets ; (d d d d) leurs extrémités extérieures et fourchues;

(e e e e) les poutres transversales qui réunissent les pyramides ; (f f f) les bases des pyramides ; (g g g) les extrémités molles des dents qui sortent sous les pyramides ; (h h h h) les arches de la ceinture osseuse et fixe, adhérentes à la coquille ; (i i i i i i) les muscles qui vont des intervalles des arches aux faces externes des pyramides ; (k k k k) ceux qui vont des arches aux pointes des pyramides ; (l l l l) ceux qui vont des osselets en demi-cercle au milieu des intervalles des arches.

Fig. 2. Une des pyramides de cette bouche, vue par sa face dorsale ou externe, et par une de ses deux faces latérales ; (a) l'extrémité dure et triturante de la dent ; (b) son extrémité molle.

Fig. 3. La même pyramide, vue par ses faces latérales ou intérieures ; (a) l'extrémité dure de la dent.

Fig. 4 à 12. Les mâchoires d'un *crabe*. (*Voy.* tom. III, pag. 302 et suiv.)

Fig. 4. La première mâchoire gauche déployée.

Fig. 5. La même reployée.

Fig. 6. La seconde mâchoire du côté gauche.

Fig. 7. La troisième du côté droit.

Fig. 8.

Fig. 8. La quatrième du côté gauche,

Fig. 9. La cinquième du côté gauche.

Fig. 10. Les deux de la sixième paire.

Fig. 11. Les deux mandibules avec leurs palpes ployés.

Fig. 12. La mandibule du côté gauche avec ses muscles et son palpe déployé.

Fig. 13. Coupe d'un germe de dent d'*éléphant.* (*Voy.* tom. III, pag. 114.)

(a a) Le noyau pulpeux; (b b b) ses productions supérieures qui servent de base aux lames dont la dent se compose ; (c c) ses productions inférieures par lesquelles il se joint à la capsule de la dent et reçoit ses vaisseaux et ses nerfs. Ce sont des origines de racines; (d d) la tunique extérieure de la capsule qui enveloppe toute la dent; (e e) couche de substance osseuse déja transsudée par les productions supérieures du noyau ; (é) endroit où ces couches sont prolongées jusqu'à la base desdites productions , et s'y réunissent ensemble; (é é) endroit où la réunion n'est point encore faite.

Fig. 14. L'une des productions supérieures du noyau vue dans le sens transversal.

5   Y

PLANCHE XXXIV.

Os hyoïdes. Langue.

Les dix premières figures de cette planche représentent des os hyoïdes de reptiles. (*Voy.* tome III , p. 248 et suiv.)

Fig. 1. Os hyoïde de l'*iguane ordinaire* (*iguana delicatissima.*) Il est composé de sept branches : une impaire (a) qui pénètre dans la langue ; deux postérieures qui pénètrent dans le goitre, et dont la figure ne représente que celle du côté droit. Quatre autres , deux de chaque côté , placées l'une devant l'autre , et dont la figure ne fait voir que celles du côté droit (d et c) : ce sont les analogues des cornes hyoïdes des oiseaux.

Fig. 2. Os hyoïde du *crocodile du Nil.*
   (a) plaque cartilagineuse qui tient lieu du corps ; (b b) cornes hyoïdes; (c) portion de la trachée artère.

Fig. 3. Os hyoïdes du *tupinambis du Nil ;* (a) cornes antérieures, composées de deux pièces mobiles l'une sur l'autre en (i);

(b) cornes postérieures ; (c) corne antérieure moyenne.

Fig. 4. Os hyoïde du *lézard gris (lacerta agilis)*; (a) corne antérieure qui pénètre dans la langue; (d c) deux branches analogues aux cornes antérieures et comparables à celles indiquées par les mêmes lettres dans la fig. 1. ; (b b) cornes postérieures ; (e) trachée-artère.

Fig. 5. Os hyoïde du *gecko à tête plate.*

Fig. 6. *Idem.* d'un *amphisbène.*

Fig. 7. *Idem.* d'un ophidien à langue protractile. Ces trois figures donnent des exemples des os hyoïdes les plus simples, elles n'ont pas besoin d'explication.

Fig. 8. Os hyoïde de *tortue grecque* ; (a) plaque cartilagineuse qui forme le corps ; (b) cornes antérieures; (e) cornes postérieures.

Fig. 9. Os hyoïde de *salamandre* ; (a) répond au corps ; (bb) aux cornes postérieures, ayant chacune une anse cartilagineuse ; (c) (d) plaques détachées de l'hyoïde qui tiennent lieu de cornes antérieures.

Fig. 10. Os hyoïde de grenouille ; (a) est le corps de l'hyoïde ; (b b) sont deux filets minces qui tiennent lieu de cornes antérieures ;

Y 2

(c c) sont deux branches osseuses qui tiennent lieu de cornes postérieures.

Fig. 11. Cette figure représente les muscles propres de la langue de l'*échidné* (*echidna histrix.*) (*Voy.* tom. III, pag. 261 et 265.). Le mylo-hyoïdien, composé d'une portion accessoire (b), ainsi que le génio-hyoïdien, dont on voit une portion en (c), et le génio-glosse (d), avec sa portion accessoire (e), ont été jetés de côté. On a séparé le feuillet inférieur (f) du myloglosse, de la membrane palatine à laquelle il s'attache, de sorte que l'on voit le feuillet supérieur (g) du même muscle. C'est entre ces deux feuillets que s'avance le *sterno-glosse* (h) qui a été mis a découvert et développé en (h' h' h') afin que l'on voie la manière dont ses faisçeaux se terminent successivement à ceux du muscle annulaire (i), dans l'intérieur duquel pénètre le sterno-glosse. On a coupé pour cela une portion du muscle annulaire du côté gauche, et on en a écarté les deux lambeaux (i. i. i. i.); (l) muscle annulaire du côté droit; (k) membrane linguale.

PLANCHE XXXV.

Trompe et langue d'un buccin. (*Voy.* tom. III, pag. 342 et suiv.)

Fig. 1. La tête du buccin ouverte pour montrer la trompe dans un état de rétraction.

Fig. 2. La même trompe dans son état de protraction.

Fig. 3. La trompe ouverte dans sa longueur pour montrer comment les muscles rétracteurs s'y insèrent. On y voit aussi l'œsophage qui en parcourt toute la longueur, avec les canaux excréteurs des glandes salivaires, ainsi que la langue et ses muscles.

Fig. 4. La langue avec ses muscles rétracteurs et protracteurs, et l'extrémité antérieure de l'œsophage ouverte.

Fig. 5. Les deux cartilages qui soutiennent la langue.

PLANCHE XXXVI.

Estomacs de mammifères.

Estomacs simples. (*Voy.* pour cette planche et les deux suivantes le tom. III, depuis la page 375 — 401.)

Y 3

Fig. 1. Estomac du noctilion bec-de-lièvre, (*noctilio leporinus:*)

Fig. 2. —— du *galéopithèque varié* (*galeopithecus variegatus.*)

Fig. 3. —— de la *chrysoclore* du Cap , (*chrysodoris Capensis.*)

Fig. 4. ——du *coati brun* (*coatinarica.*)

Fig. 5. —— de la *genette.*

Fig. 6. —— de l'*ichneumon d'Egypte.*

Fig. 7. —— du *lion.*

Fig. 8. —— du *phalanger brun.*

Fig. 9. —— du *phascolome.*

Fig. 10. —— du *paca.*

Fig. 11. ——du *lerot.*

Fig. 12. —— de l'*oryctérope.*

Fig. 13. —— de l'*échidné.*

Fig. 14. ——de l'*ornithorinque.*

Fig. 15. —— du *rhinocéros.*

Dans toutes ces figures (b) indique l'œsophage , et (a) le pylore. On voit en (d) figure 14, une bonne partie du duodénum , et en (c) l'insertion du canal cholédoque dans cet intestin.

PLANCHE XXXVII.

Estomacs de mammifères.

(*Estomacs compliqués.*)

Fig. 1. Estomac de *kanguroo-géant.* (c) et (d) sont deux appendices recourbés en crosse.

Fig. 2. —— de *kanguroo-rat* ; (c) est un pli qui se prolonge de l'œsophage dans la seconde poche.

Fig. 3. —— de *porc-épic*; (c) (d) (e) indiquent les trois poches.

Fig. 4. —— de *daman.* On voit en (c) des points qui indiquent l'étranglement qui sépare les deux poches.

Fig. 5. —— de *roussette ;* (d) est la rate qui est restée collée à la portion gauche de cet estomac.

Dans toutes ces figures la lettre (a) indique la situation du pylore, et (b) celle de l'œsophage.

Nous rectifierons ici plusieurs fautes qui se sont glissées dans le texte qui a rapport à l'estomac du *kanguroo-géant.* (*Voyez* tome III , page 380.)

Y 4

Il faut lire , ligne 10 et suivantes : comme lui, il a
deux appendices recourbés en crosse (c et d) , à
la partie qui est à droite du cardia, et qui a plus
de six fois la longueur de celle qui est à gauche : proportion absolument inverse de celle ob-
servée dans le *kanguroo-rat.*

PLANCHE XXXVIII.

Estomacs de mammifères.

(*Estomacs composés.*)

Fig. 1. Estomacs de *lama.*

(b) Est l'œsophage, (c) la panse , (d)
les cellules qui se voient dans deux en-
droits de cet estomac ; (f) le bonnet , (e)
le canal qui conduit de l'œsophage, dans
le feuillet (g), à travers le bonnet. Le feuillet (g) qui a été ouvert, ne présente que
quelques plis longitudinaux peu larges,
qui ne justifient guère , dans cette espèce,
le nom que porte cet estomac; (l k) indiquent la séparation du feuillet d'avec
le caillet (h); (i) est un tubercule qui
s'applique contre l'orifice du pylore (a)
et le ferme.

Fig. 2. Estomacs du *marsouin.*

(b) est l'œsophage, (c) le premier estomac, (d) le second estomac, (e) le troisième , (f) le quatrième et (a) le pylore.

PLANCHE XXXIX.

Canal intestinal de mammifères.

Cette planche est particulièrement destinée à faire voir les différentes formes de cœcum, qui s'observent dans cette classe. (*Voyez* tome III, pages 482 — 5o3.)

Fig. 1. Cœcum de *tarsier.*

Fig. 2. —— de *tigre.*

Fig. 3. —— d'*ichneumon.*

Fig. 4. —— de *galéopithèque varié.*

Fig. 5. —— de *phalanger brun.*

Fig. 6. —— de *porc-épic.*

Fig. 7. —— de *kanguroo-rat.*

Fig. 8. —— de *kanguroo-géant.*

Fig. 9. —— de *phascolome.*

Fig. 10. —— d'*échidné (echidna-histrix.)*

Fig. 11. —— d'*ornithorinque (ornithorinchus paradoxus.)*

Fig. 12. Cœcum de *rhinocéros.*

Fig. 13. —— de *daman.*

Fig. 14. —— d'un jeune *lama* d'un jour.

> Dans toutes ces figures (a) est le cœcum, (b) l'intestin grêle, et (c) le gros intestin ou le colon.
>
> On voit en (d), fig. 2, comment l'intestin grêle pénètre dans le gros, et y forme un rebord circulaire très-saillant.
>
> Le (d) de la fig. 9 marque l'appendice cœcale, qui se prolonge dans l'intestin, et ne s'ouvre qu'en (i) ; (k), dans la même figure, est l'ouverture de l'intestin grêle dans le cœcum.
>
> Dans la figure 13 la poche par laquelle le colon commence est marquée par les lettres (d d), et les appendices coniques, comparables aux cœcums des oiseaux, qui sont à 0,486 mètres de cette poche, sont indiqués par les lettres (e e e e.)

PLANCHE XL.

Estomacs d'oiseaux. (*Voy*. tom. III, pag. 404 et suivantes.)

La figure 1 représente les estomacs du *héron* ; la figure 2 ceux de l'*oiseau de tempête* (*procel-*

laria pelagica), et la figure 3 les estomacs de
l'autruche. Le jabot ou la première dilatation
de l'œsophage (a) manque dans ces trois oiseaux ;
mais le ventricule succenturié (b) s'y trouve extrêmement développé. Il se confond dans le
héron avec le gésier (c) , dont on reconnoît très-
bien cependant les fibres musculaires, et ne fait
avec lui qu'un seul sac. Dans l'*oiseau de tempête* il est très-distinct du troisième estomac,
marqué également par la lettre (c). Dans l'*autruche*, il est légèrement divisé en deux portions par une échancrure (e). La première de
ces deux portions, plus petite, pyramidale, est
plus glanduleuse que la seconde.

Dans ces trois figures le duodénum est indiqué par
la lettre (d).

On voit de plus , dans la figure première, le foie (e);
la vésicule du fiel (f f) ; les deux canaux hé-
pato - cystiques (g h) ; le canal cystique (i) ;
le canal hépatique (k) ; les trois canaux pan-
créatiques (l m n) ; le pancréas (o o) ; la rate (p);
le tronc cœliaque (q) ; la veine-porte (r r).
(*Voyez* pour ces derniers détails le tome IV , p.
13, 30, 31, 39, 40, 49, 54 , 55 et 67.)

PLANCHE XLI.

Estomacs et intestins de reptiles.

La plupart des figures de cette planche représentent le canal alimentaire de quelques *reptiles* en totalité ou en partie. Les quatre dernières sont relatives à celui des *poissons*. (*Voyez* tom. III, pages 411, 416, 511, 517, et pour les quatre dernières figures, p. 533, 538, 551 et 553.)

Fig. 1. Estomac de la *tortue grecque.*

Fig. 2. Gros intestin du même individu avec une portion (a) de l'intestin grêle, pour faire voir la manière dont il s'insère dans le premier en (b).

Fig. 3. Estomac et canal intestinal du *scinque schneïdérien.* Le pylore est en (a) ; l'intestin grêle pénètre en (b) dans le gros, mais il ne s'y termine qu'en (e) par un orifice étroit : les points de la figure indiquent comment il s'y prolonge et le double, pour ainsi dire, en se dilatant.

Fig. 4. Estomac et canal intestinal du *dragon.* Il n'y a point de distinction entre le gros et le petit intestin ; le pylore est en (a).

Fig. 5. Estomac et canal intestinal de l'*iguane*

ardoisé. Le pylore est en (a), l'insertion de l'intestin grêle dans le gros en (b).

Fig. 6. Estomac et canal intestinal du *gecko à gouttelettes* (*gecko-guttatus*) : le cardia est en (a), le pylore en (b), et l'insertion de l'intestin grêle dans le gros en (c).

Fig. 7. Estomac et canal intestinal du *caméléon ordinaire.* Le pylore est en (a) ; l'insertion de l'intestin grêle dans le gros en (b).

Fig. 8. Cœcum et portion de l'intestin grêle et du rectum de l'*iguane ordinaire* (*iguana delicatissima*). On a ouvert la poche du cœcum pour faire voir l'orifice (a) de l'intestin grêle (b), et son issue (c) dans le rectum (d), par un orifice également étroit.

Fig. 9. Estomac de *gavial* avec une portion de l'intestin. Le pylore est en (a).

Fig. 10. Estomac de *crocodile du Nil ;* (a) est une poche dans laquelle passent les alimens pour sortir par l'orifice du pylore (b).

Fig. 11. Rectum et portion d'intestin grêle du *gavial.* L'orifice de ce dernier (a) dans le rectum (b), est au centre du mamelon (c).

Fig. 12. Rectum et portion d'intestin grêle du *crocodile du Nil.* Il n'y a pas de véritable insertion de l'un de ces intestins dans l'autre, comme dans l'espèce précédente.

Les points qui sont en (a) indiquent la valvule qui les sépare.

Fig. 13. Estomac et canal intestinal de l'*agame umbra*. Le pylore est en (a).

Fig. 14. Estomac et canal intestinal de la *syrène lacertine* (*syren lacertina*). Le pylore est en (a); (b) est le canal hépatique.

Les figures suivantes représentent une portion de l'intestin grêle de plusieurs *poissons*, et la manière dont il s'insère dans le rectum.

La figure 15 appartient au *labrus melops*; la fig. 16 au *turbot* (*pleuronectes maximus*); la fig. 17 à la lyre (*trigla lyra*); et la fig. 18 au *pimelode bagre*.

Dans ces quatre figures (a) est l'intestin grêle, (b) son insertion dans le gros (c). Il y a en (d), figure 17, une sorte de petit cœcum.

PLANCHE XLII.

Estomacs et canal intestinal de poissons.

(*Voyez* tome III, pages 416 — 459, pour la description des estomacs figurés dans cette planche et dans la suivante, et pages 517 et suivantes du même tome pour le canal intestinal.)

Fig. 1. Estomac et canal intestinal d'une *raie* ; de (a) en (b) se voit la plusgrande partie de canal intestinal dans laquelle se trouve la valvule spirale.

Fig. 2. Estomac de la *baudroie* (*lophius pisca-torius*).

Fig. 3. Estomac et canal intestinal du *tetrodon oblong* (*tetraodon oblongus*).

Fig. 4. Estomac du *lump* (*cyclopterus lumpus*).

Fig. 5. Estomac et canal intestinal du *polyodon. feuille* ; (b) est l'insertion de l'œsopha-ge ; (d) est la seconde poche du canal intestinal dans laquelle sont six valvules transversales.

Fig. 6. Estomac du *loup de mer* (*anarrhichas lupus*).

Fig. 7. Portion du canal alimentaire d'un *baliste*.

Fig. 8. Estomac et canal intestinal du *congre* (*muræna congrus.*) La valvule qui sé-pare l'intestin grêle du rectum est en (d).

Fig. 9. Estomac et portion du canal intestinal du *bichir* (*polypterus niloticus.* Geoffr.).

Fig. 10. Estomac et portion du canal intestinal de la *molue* (*gadus molua*).

Dans toutes ces figures (a) indique le pylore, et
(c) les cœcums pyloriques. On voit en (d),
figures 3 et 7 , une portion du canal cholédoque,
et son insertion dans l'intestin.

PLANCHE XLIII.

(Estomacs et canal intestinal de poissons.)

Fig. 1. Estomac du *crapaud de mer* (*cottus scorpio*).

Fig. 2. ———— du *chabot du Nil* (*cottus Niloticus*).

Fig. 3. ———— du *zèbre* (*chœtodon zebra*).

Fig. 4. ———— de la *bandouillère arquée* (*chœtodon arcuatus*).

Fig. 5. ———— d'un *scombre* (*scomber sansun*).

Fig. 6. ———— de la *perche du Nil* (*perca Nilotica*).

Fig. 7. ———— de *theutie* (*theutis hepatus*).

Fig. 8. ———— du *sogo* (*holocentrus sogo*).

Fig. 9. ———— du *remora* (*echeneis remora*).

Fig. 10. ———— du *scorpène l'horrible* (*scorpœna horrida*).

Fig. 11. ———— d'un *spare* (*sparus spinifer*).

Fig. 12.

Fig. 12. Estomac de la *lyre* (*trigla lyra*).

Fig. 13. ——— du *rouget* (*trigla cuculus*).

Fig. 14. ——— du *turbot* (*pleuronectes maximus*).

Fig. 15. ——— de la *plie* (*pleuronectes platessa*).

Fig. 16. ——— de la *sole* (*pl. solea*).

Fig. 17. ——— du *pleuronecte rayé* (*pl. lineatus*).

Fig. 18. ——— du *pimelode bagre* (*silurus bagris*).

Fig. 19. ——— du *hareng* (*clupea harengus*).

Fig. 20. ——— du *saumon* (*salmo salar*).

Fig. 21. Estomac et canal intestinal du *brochet* (*esox lucius*).

Fig. 22. ——— du *quatre-œils* (*anableps 4-ophthalmus*).

Fig. 23. Estomac du *muge ordinaire* (*mugil cephalus*).

Fig. 24. ——— du *muge albula*; (*mugil albula*).

Fig. 25. ——— du *mormyre à lèvres* (*mormyrus labiatus*).

Fig. 26. ——— du *mormyre herse* (*mormyrus herse*).

5   Z

Dans toutes ces figures, (a) indique la place du
pylore, et (c) les cœcums pyloriques.

On a de plus marqué, fig. 22 et 21, la place
de la valvule du rectum, et en (b), fig. 23
et 24, le muscle extrêmement épais qui enveloppe le boyau stomacal. On voit par les
points dont ce renflement est traversé, comment le canal qu'il entoure va en se rétré-
cissant jusqu'au pylore, ce qui prouve que
cette portion de l'estomac n'est pas un gésier,
comme on l'a dit.

PLANCHE XLIV.

Estomacs de mollusques (Voyez tome IV,
pag. 114 — 125.)

Fig. 1. Estomacs de *poulpe*. (a) est l'œsophage;
(b) le jabot; (c) un second jabot ou
une sorte de ventricule succenturié;
(d) le gésier; (e) le cœcum tourné en
spirale; (g) les canaux hépatiques qui
percent ce dernier; (k) l'intestin.

Fig. 2. Estomacs de la *seiche*. (a) est l'œsophage;
(d) le gésier; (e) le cœcum; (g) l'orifice du canal hépatique dans ce dernier.

Fig. 3. Estomac du *calmar*. On ne voit pas le
cœcum dans cette figure. (a) est l'œsophage; (h) l'intestin; (d) le gésier.

Fig. 4. Estomacs d'*aplysie.* (a) est l'œsophage ;
(b) le premier estomac ou le jabot ;
(c) le deuxième estomac ou le gésier ;
(d) le troisième estomac ; (e) le cœcum
ou quatrième estomac ; (h) le duodénum.

Fig. 5. Les mêmes estomacs ouverts. On n'a con-
servé qu'une petite portion du premier.
Les lettres semblables indiquent les
mêmes objets que dans la figure précédente. On voit de plus en (i i) deux
crêtes qui bordent l'orifice du cœcum
dans le troisième estomac, et, dans cet
orifice, ceux des canaux hépatiques.

Fig. 6. Estomacs de l'*onchidie.* (a) L'œsophage ; (b)
l'endroit de l'insertion des deux pre-
miers canaux hépatiques ; (c) le jabot ;
(d) le gésier ; (e) le troisième estomac ; (f) le quatrième ; (g) le duodénum ; (h) l'endroit de l'insertion du
troisième canal hépatique.

Fig. 7. Les mêmes estomacs ouverts : les lettres
ont la même signification.

Fig. 8. Estomac de la *bullée* ouvert. (a) La bouche ;
(b) la langue ; (c c) le gésier garni de
ses trois plaques osseuses.

Fig. 9. Le même non ouvert. (a et c) comme
fig. 8 ; (d) l'œsophage.

Fig. 10. Estomacs de *solen.* (a a a a) sont les lèvres; (b) l'œsophage; (c) le premier estomac; (d) le deuxième estomac; (e e) le canal intestinal.

Fig. 11. Estomac de *moule commune* (*mytulus edulis*). (a a) sont les lèvres; (d) l'œsophage; (b) l'estomac ouvert. On voit en (c) le pylore, et en (h h h h) quatre culs-de-sacs dans lesquels pénètre la bile; (e) est l'intestin.

Fig. 12. Estomac de *spondyle.* (a a) sont les lèvres; (b) l'œsophage; (c) l'estomac ouvert; (e) l'orifice du pylore; (h h h) les culs-de-sacs par où pénètre la bile; (d) le canal intestinal.

Fig. 13. Estomac de l'*arche.* (a a) sont les lèvres; (d) l'œsophage; (b) l'estomac ouvert; (c) le canal intestinal; (i) le pylore; (h h h) les culs-de-sacs où les canaux hépatiques versent la bile.

Fig. 14. Bouche et estomac de l'*oscabrion.* (a a) la bouche ouverte; (b) la langue hérissée de petits crochets; (c) l'œsophage; (d) l'estomac; (e) le canal intestinal.

PLANCHE XLV.

Cœur de crocodile du Nil. (Tom. IV, pag. 221.)

Fig. 1. Le cœur est vu par sa face inférieure. La loge de ce côté a été ouverte, ainsi que le commencement de l'aorte droite (f), et celui de l'aorte gauche (e).

Fig. 2. Le cœur est vu également par sa face inférieure, mais en même temps par son côté gauche. On a ouvert la loge pulmonaire et le tronc du même nom.

Fig. 3. Le cœur est vu par sa face supérieure. La loge supérieure a été ouverte, mais on n'a pu le faire jusqu'à l'embouchure de l'aorte droite. C'est cette loge qui reçoit le sang qui revient des poumons, et l'envoie particulièrement aux extrémités et à la tête.

Dans ces trois figures, (a) est l'oreillette droite, un peu tirée en-dehors dans la fig. 2; (b) l'oreillette gauche ou pulmonaire; (c) le tronc commun de la carotide et de l'axillaire droites; (d) le même tronc du côté gauche; (e) la continuation de l'aorte postérieure droite qui fournit ces deux troncs; (f) l'aorte postérieure

Z 3

gauche ; (g et h) les deux artères pul-
monaires droite et gauche ; (i et k) les
deux veines du même nom.

On voit de plus :

Dans la fig. 1, l'embouchure de l'oreillette droite
dans la loge inférieure en (o). L'orifice qui conduit de cette loge dans le
pulmonaire en (p). (r et q) sont les deux
valvules qui bordent l'embouchure de
l'aorte gauche dans ce ventricule. (s et t)
indiquent la place des embouchures des
deux troncs (c et d) dans l'aorte droite.
(v) est la trachée-artère ; (x x) les
bronches ; (y y) les poumons.

Dans la fig. 2, (z z) indiquent la communication
de la loge inférieure dans la loge pulmonaire ; (x y) les deux valvules qui
sont à l'embouchure du tronc pulmonaire ; elles sont au-devant d'une rangée
de tubercules (m); l'embouchure de la
branche droite du tronc pulmonaire (h).

Dans la fig. 3, (t) indique la loge supérieure qui
est ouverte.

PLANCHE XLVI.

Larynx de mammifères.

Fig. 1. Côté droit du larynx de *sajou*, ouvert longitudinalement. (a) la langue ; (b) l'épiglotte ; (c) l'os hyoïde et le cartilage hyoïde ; (d) cartilage arythénoïde ; (e) saillie circulaire qui rétrécit le passage de la voix ; (f) ventricule de la glotte ; (gg) cartilage cricoïde.

Fig. 2. Larynx du *marikina* entier, dépouillé de ses muscles. (a) L'os hyoïde ; (b) l'épiglotte ; (c) cartilage thyroïde ; (d) cartilage cricoïde ; (e) le sac thyro-cricoïdien.

Fig. 3. Côté droit du larynx de l'*ouïstiti*, ouvert longitudinalement. Les lettres ont la même signification que dans la figure première.

Fig. 4. Le même dans le *coaïta*. Les lettres ont encore la même signification, excepté (c') qui désigne le thyroïde, et (h) qui est le sac communiquant avec le haut de la trachée.

Fig. 5. Le même dans l'*alouatte*. Les lettres ont encore la même signification que dans la

Z 4

fig. 1, excepté (c' c''), qui désigne le
cartilage thyroïde comme dans la fig. 4.

Fig. 6. Le même dans le *kanguroo-géant.* Les
lettres ont aussi la même signification,
excepté (e), qui indique la membrane
qui va du cartilage thyroïde à l'ary-thé-
noïde.

PLANCHE XLVII.

Organes mâles de la génération de l'ichneumon.

Fig. 1. On voit, dans cette figure, les organes de
la génération (excepté les testicules), le
rectum, les vésicules anales et la poche
de l'anus, par sa face externe.

(a) La vessie urinaire; (bb) les uretères;
(c c) leurs orifices dans le col de la vessie; (d d) les déférens; (é e) leurs orifices dans le canal de l'urètre; (ffff)
les différens lobes de la prostate; (h)
glande; de Cowper du côté gauche, que
l'on a mise à découvert en coupant le
muscle qui l'enveloppe; (i) la même
glande du côté droit enveloppée de son
muscle; (k) canal excréteur de la glande
de Cowper du côté gauche; (l) ouverture
qui se voit au bord inférieur du gland
et qui conduit dans le cul-de-sac qu'il

contient , et où viennent se rendre les
canaux excréteurs des glandes de Cowper et de l'urètre ; (m) ischio - caverneux
du côté gauche ; (nn) rectum ; (o p) les
deux vésicules anales ; (q q etc.) les fol-
licules ou petites vésicules glanduleuses
qui tapissent à l'extérieur les deux tiers
externes de la poche ; (r r) petites glandes plus composées.

Fig. 2. Os de la verge du même animal : (a) son
côté supérieur , (b) son côté inférieur.

PLANCHE XLVIII.

Organes mâles de la génération.

Cette planche représente les organes mâles de
la génération du *phoque commun* , du *dauphin*
et du *marsouin*.

Fig. 1. Organes de la génération du *phoque commun* ; (a) est la vessie urinaire dont les
parois sont formées , en partie , par de
fortes bandes musculeuses, transversales
pour la plupart ; elle est vue par sa
face supérieure, ainsi que la première
portion du canal de l'urètre ; (bb) les
uretères ; (c) le testicule droit ; (d d)
les canaux déférens ; (e e) face supé-

rieure de la première portion du canal
de l'urètre, couverte, en partie, par la
prostate ; ischio-caverneux du côté droit;
(g) bulbo-caverneux ; (h h) les deux
muscles rétracteurs ou abducteurs; (i i i i)
les quatre languettes qui forment le muscle abducteur du prépuce ; (k) le gland ;
(l) le rectum.

Fig. 2. Organes de la génération du *dauphin*;
(a) la vessie urinaire ; (b b) les uretères;
(e) le canal de l'urètre ouvert dans toute
sa portion ; (f f) coupe de la prostate;
(g g) coupe du muscle qui enveloppe
cette glande; (h h) la face externe de
ce muscle ; (g) os du bassin du côté gauche ; (i) gland, (m) orifice de l'urètre;
(k k) lambeaux de la peau du prépuce;
(c) testicule droit ; (d) canaux déférens.

Fig. 3 et 4. Organes de la génération du *marsouin*.
Ceux de la figure 4 proviennent d'un individu plus jeune et plus petit que ceux
de la fig. 3. Dans cette dernière figure
la verge est vue de côté, tandis que
dans la figure 4, elle est vue en dessous.

Fig. 3. (a) Vessie urinaire, face supérieure ;
(b b) uretères ; (d d) canaux déférens;
(e e) commencement des deux branches
du corps caverneux ; (f f) muscle qui
enveloppe la prostate et la première por-

tion du canal de l'urètre ; (g g) les deux
os du bassin ; (h) le rectum , (i) l'anus;
(k k) les deux ligamens rétracteurs; (ll)
le gland ; (m) l'orifice de l'urètre.

Fig. 4. (a) La vessie urinaire , face inférieure ;
(c s) testicules ; (d) déférent du côté
droit ; (e) bulbo - caverneux ; (f f)
ischio caverneux; (h) rectum; (i) anus,
(k k) ligamens rétracteurs ; (l l) gland ;
(m) orifice de l'urètre.

PLANCHE XLIX.

Organes mâles de la génération du kanguroo-
géant.

Ces organes sont vus en-dessus dans la figure 1,
et en-dessous dans la figure 2.

Dans ces deux figures (s) est la vessie urinaire ;
(p) les uretères; (r) les canaux déférens ; (p) la première portion du canal
de l'urètre enveloppée par la prostate ;
(a b c) les trois glandes de Cowper de
chaque côté ; (d d) les deux branches
du bulbe de l'urètre enveloppées de leur
muscle ; (e e) les deux branches du corps
caverneux enveloppées de leur muscle.
Celle du côté droit (fig. 1) a été fendue dans sa longueur pour en faire voir

la coupe et celle du muscle qui l'enveloppe. (g) Est un muscle qui sert de
sphincter de l'anus ; il est replié dans la
figure 1. On voit dans cette figure une
portion (k) du releveur de l'anus, et
dans la figure 2 en (h h) les rétracteurs
de la verge ; (l) est l'anus , (o) l'orifice
de l'urètre ; (m , figure 2) portion du
ligament suspenseur de la verge.

Fig. 3. Coupe de la verge peu après la réunion
des branches du corps caverneux. (a)
Est la coupe du canal de l'urètre, placé
presque au centre du corps caverneux
dans un canal que lui fournit ce corps.

Fig. 4. Coupe du même organe à peu de distance
de son extrémité. (a) Indique de même
la coupe du canal de l'urètre , qui s'est
rapproché du côté inférieur du corps
caverneux , et se trouve sur le point d'en
sortir.

PLANCHE L.

Organes mâles de la génération.

Les figures 1 et 2 représentent les organes de la
génération du *phascolome.*

Dans la figure 1, la verge et les glandes de Cowper sont vus en-dessous, tandis qu'on

voit la vessie et la portion première de
l'urètre par leur face supérieure. C'est
l'inverse dans la figure 2.

Dans l'une ou l'autre de ces figures (a) est la vessie urinaire , (b b) les uretères , (c c)
les déférens , (d d) les testicules. Celui
du côté droit est enveloppé du crémas-
ter , tandis que du côté gauche on a
fendu ce muscle longitudinalement , ainsi
que la tunique vaginale ; (k) est la première partie du canal de l'urètre ; elle
a été ouverte , ainsi que la vessie. Fig 2.
On y voit, en (i i) , les orifices des uretères, (e e) ceux des déférens ; (n o p)
sont les trois glandes de Cowper de che-
que côté ; (l l) les branches du corps
caverneux enveloppées de leur muscle ,
excepté celle du côté droit , fig. 2, qui
a été mise à découvert par une section
longitudinale du muscle qui l'envelop-
poit ; (m m) branches du bulbe de l'u-
rètre , enveloppées dans leur origine d'un
muscle très-épais et sphérique. On en
voit la coupe du côté gauche, fig. 1 ;
(g) est le gland ; (r r) les muscles rétracteurs ; (s) le rectum.

Les figures 3 , 4 et 5 ont rapport à la verge du
rhinocéros. La dernière représente l'extrémité de cette verge. L'orifice de
l'urètre est en (a).

Dans les figures 3 et 4 (a a) sont deux muscles suspenseurs de la verge ; (b) le tendon commun auquel ils se réunissent, qui règne sur le dos de cet organe et va se terminer au renflement (c) fig. 4, qui est comme surajouté à l'extrémité des corps caverneux, et forme la partie la plus solide du gland. On voit en (c c, fig. 5) la coupe de ce renflement, qui a été prolongée jusque près de la face inférieure de la verge, de manière que l'on découvre l'urètre en (d d) ; (e e) sorte de champignon qui termine le gland ; (f) coupe de l'urètre ; (g g) coupe des corps caverneux.

PLANCHE LI.

Organes mâles de la génération de l'échidné.

La fig. 1 représente le rectum (s) vu en dessus, et recouvrant en partie la vessie urinaire (a), et l'urètre auquel il est uni par un muscle constricteur commun (f). On voit à l'extrémité de cet intestin le cloaque (k), dont l'ouverture extérieure (o o) est remplie, en grande partie, par l'extrémité de la verge qui tend à s'échapper par l'orifice. (h) (n n) Sont

les glandes de Cowper ; (m m) deux petits muscles qui s'attachent au coccyx.
(x x) sont les reins ; et (b b) les uretères.

La figure 2 représente les organes de la génération développés et vus en dessous. Ils sont
vus en-dessus dans la fig. 3 ; mais dans
l'une ou l'autre (a) est la vessie urinaire ;
(b b) les uretères ; (c c) les testicules ;
(d d) l'épidydime ; (e e) les canaux déférens ; (i i) les orifices des uretères ;
(f f) ceux des déférens ; (l) celui de
l'urètre dans un petit canal qui s'ouvre
en (o) dans le cloaque (fig. 3.) ; (r r) l'intérieur du cloaque (même figure) ; (s) le
rectum ; (t , fig. 2) le constricteur commun détaché de l'urètre ; (p) la verge
tirée hors du cloaque ; (q q q q) les quatre
mamelons qui la terminent. Dans la
fig. 2, on a coupé une partie de la peau
qui la recouvre, pour faire voir le muscle
qui la retire dans le cloaque ; (u u u) sont
des glandes sébacées situées sur le bord
du cloaque , et dont on voit les orifices,
même lettre , fig. 3.

PLANCHE LII.

Vessie natatoire.

Fig. 1. La vessie natatoire de *l'anguille* ouverte

longitudinalement, et dont les parois sont
étendues.

(a) La membrane propre; (b b b) la membrane interne avec ses vaisseaux, dont
les principaux troncs partent de l'embouchure du canal excréteur; (c c) deux
glandes qui sont à cette embouchure. On
a enlevé du côté gauche la membrane
interne qui se prolonge dans le canal
excréteur que l'on a coupé, afin de mettre
à nud la glande de ce côté, et de faire
voir les ramifications des vaisseaux aériens;
(e e e) portion du canal excréteur de la
vessie, qui a été ouvert et coupé pour
la plus grande partie.

Fig. 2. Vessie natatoire du *silure chat* (*sil.
felis*), vue par sa face inférieure. (a) Est
son canal excréteur.

Fig. 3. La même, vue par sa face supérieure.
En (b b) est une cloison longitudinale
qui la partage en deux moitiés longitu-
dinales; (c c c c) sont des cloisons transversales qui divisent chacune de ces moitiés; on ne voit que celles du côté gauche;
(a) est une fosse où se trouve l'embouchure du canal excréteur.

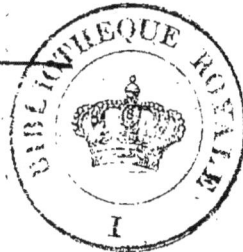

PL. I.

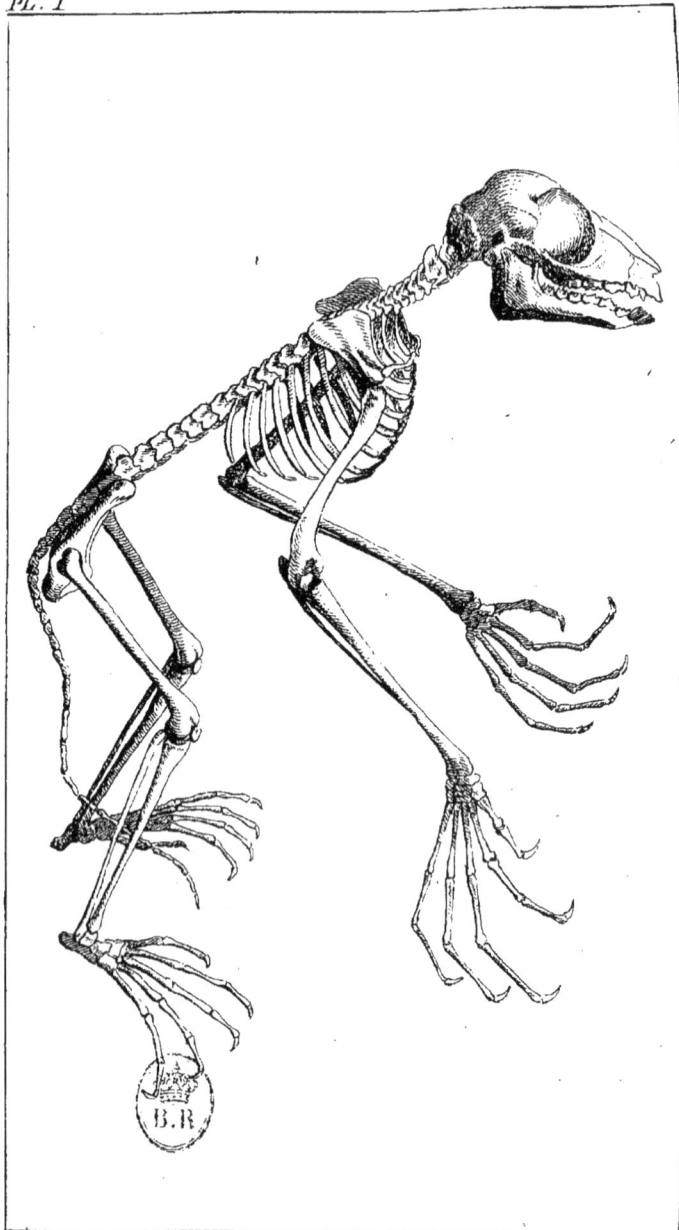

Miger Sc.

Galéopithèque varié.

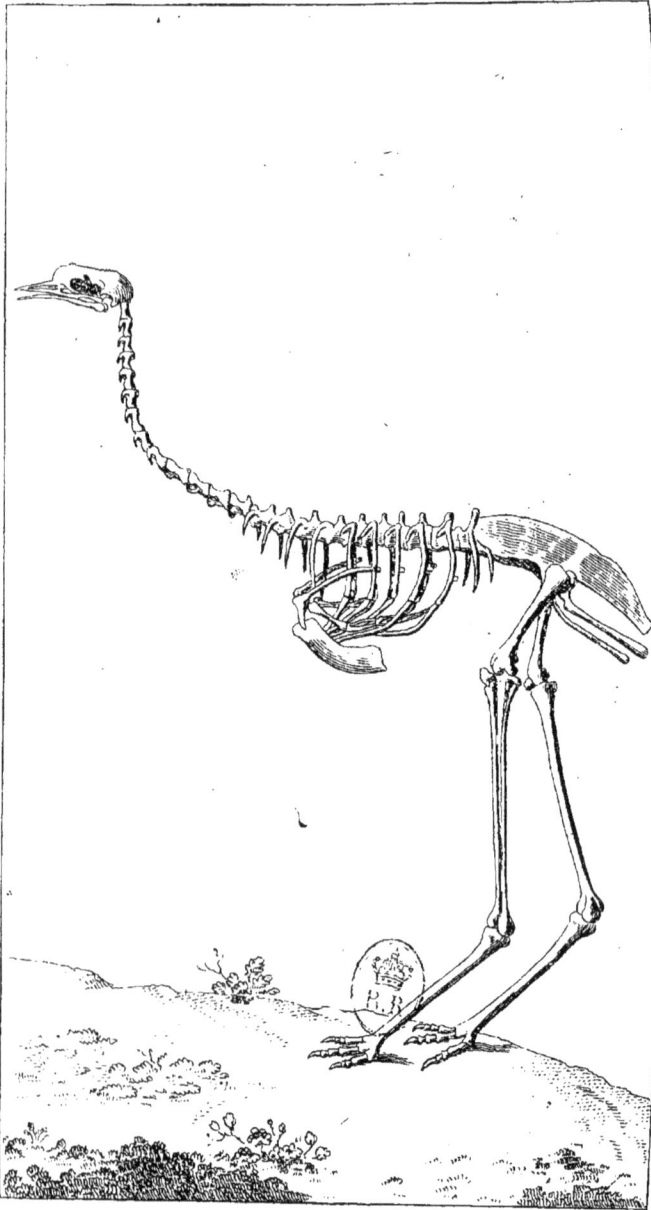

Squelette d'oiseau.

Gravé par N. Ransonnette.

Le Casoar.

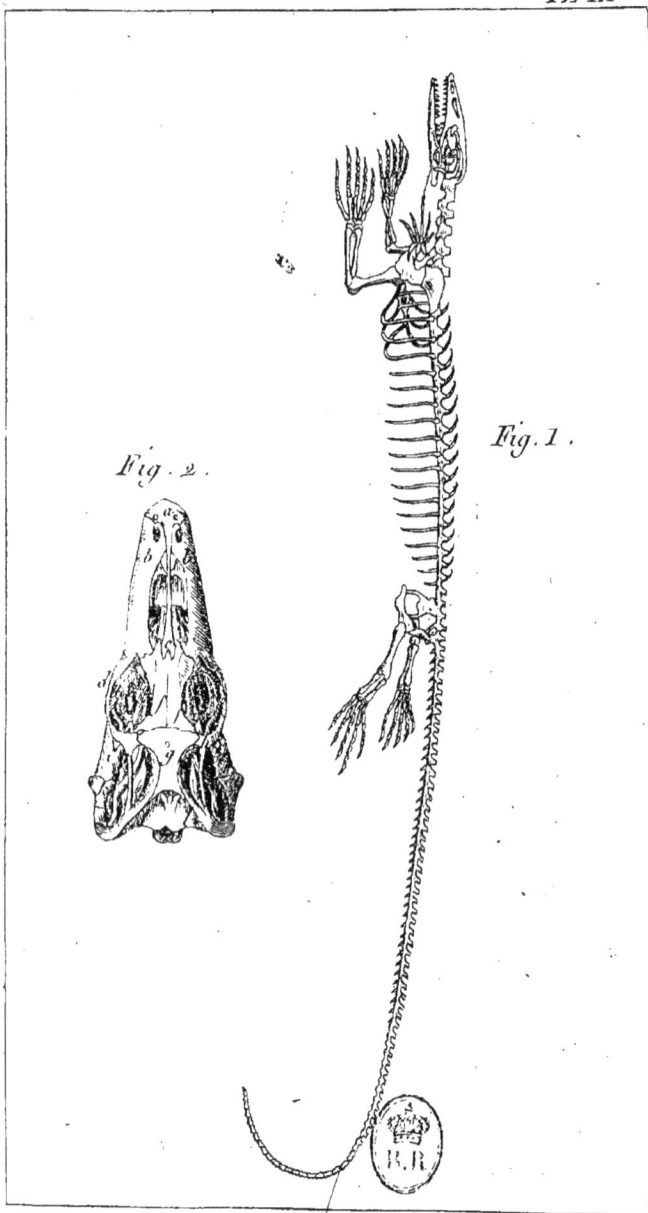

Squelette de Reptile.

Fig. 2.

Fig. 1.

Gravé par N. Ransonnette.

Le Tupinambis.

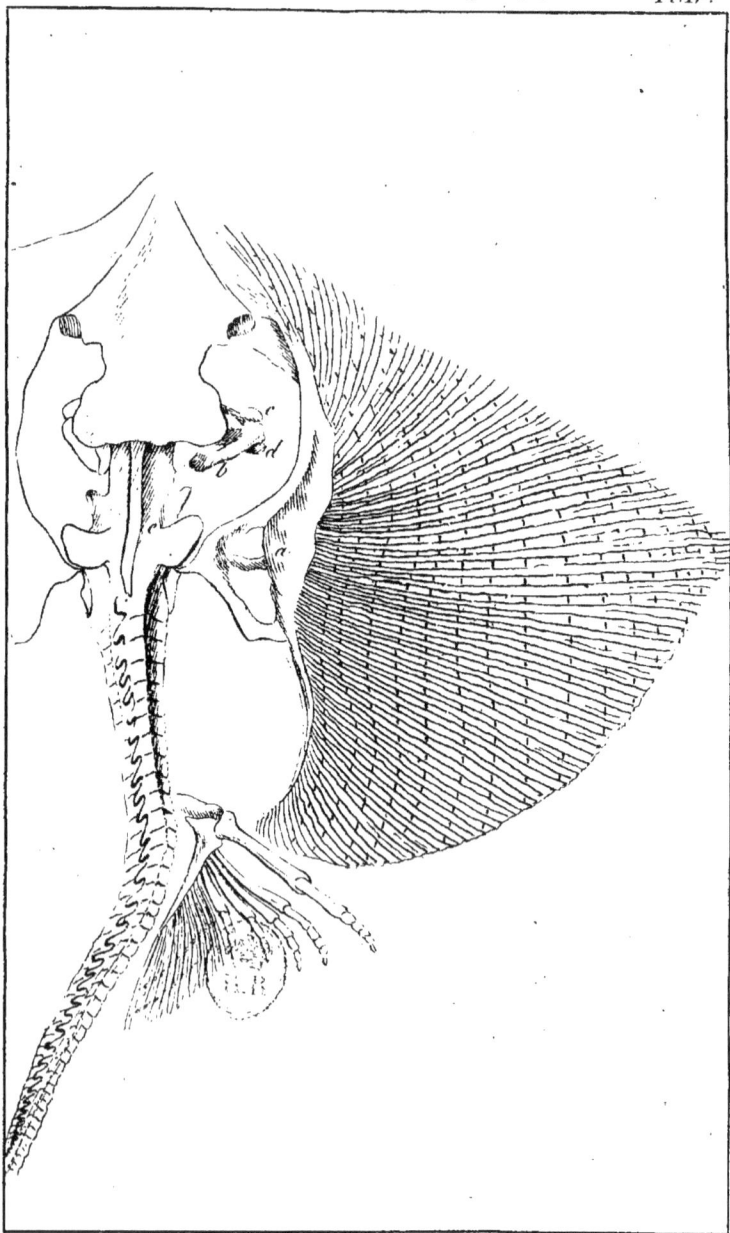

Raie.

Moser Sc

Squelette de Poisson ordinaire.

PL. V.

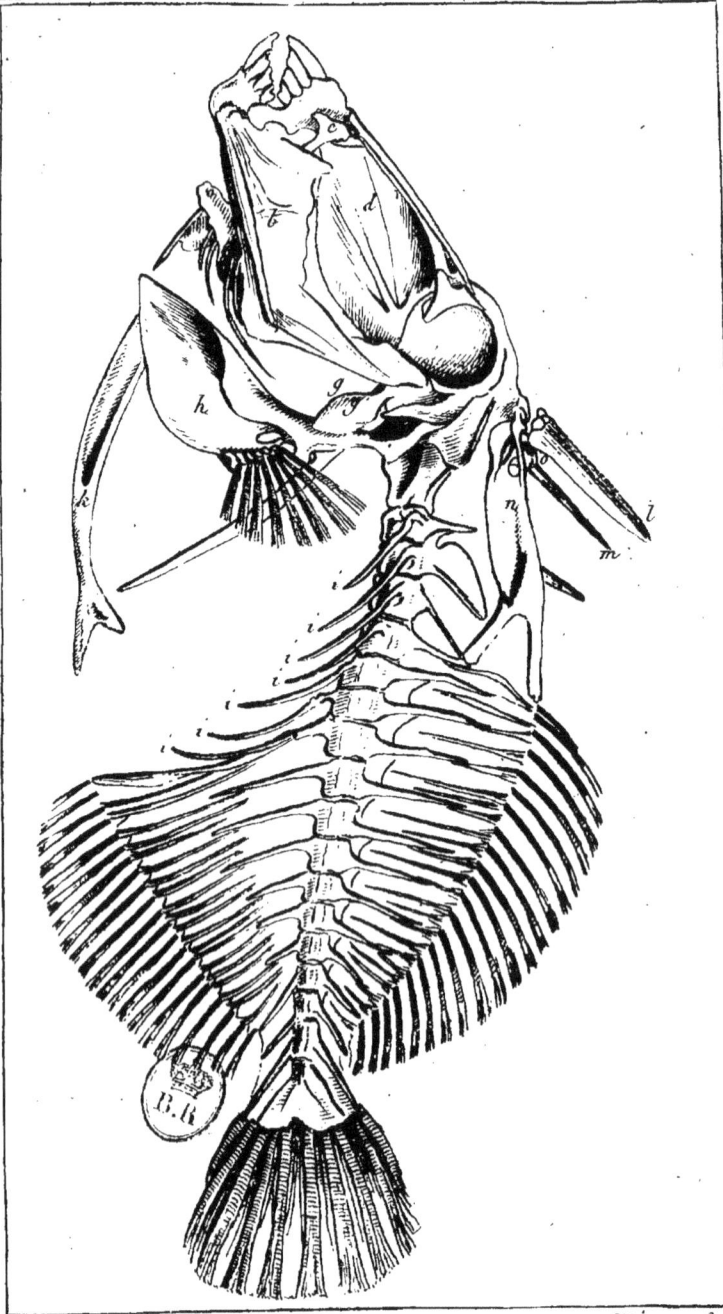

Miger Sc.

Baliste.

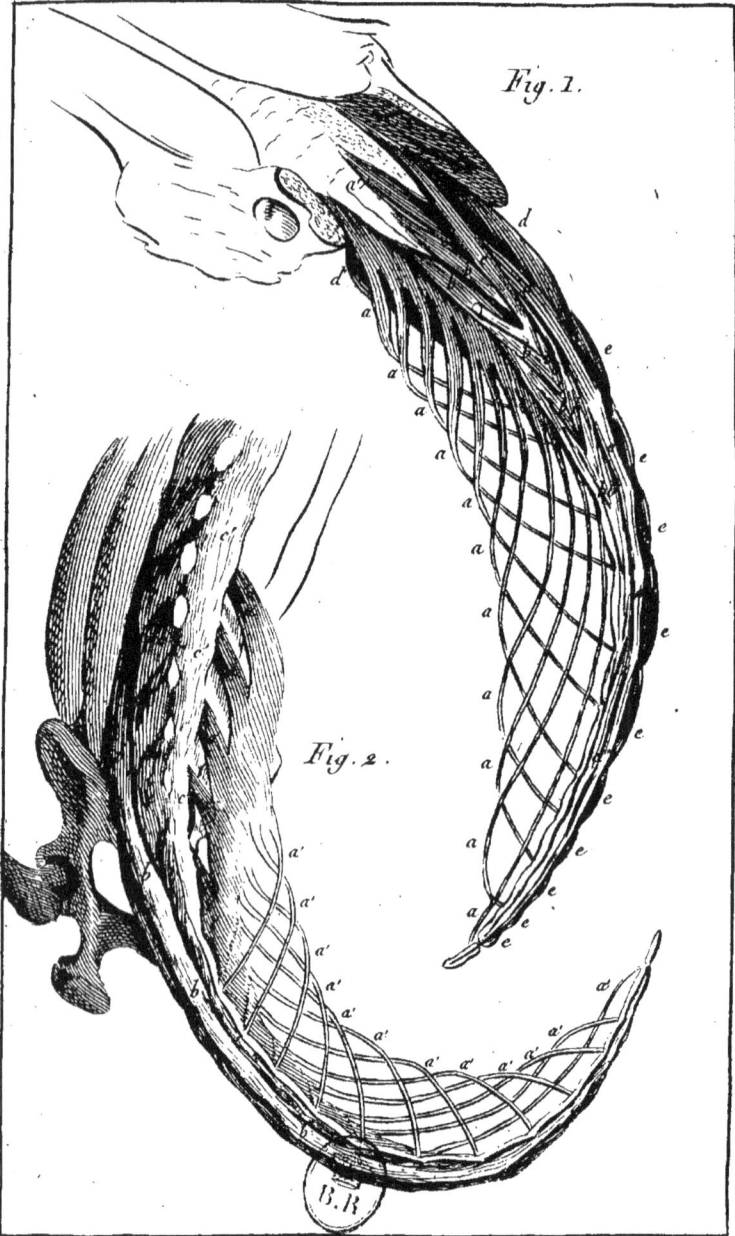

PL. VI.

Fig. 1.

Fig. 2.

Miger Sc.

La queue du Raton Fig. 1 et d'un Chien Fig. 2.

PL. VII.

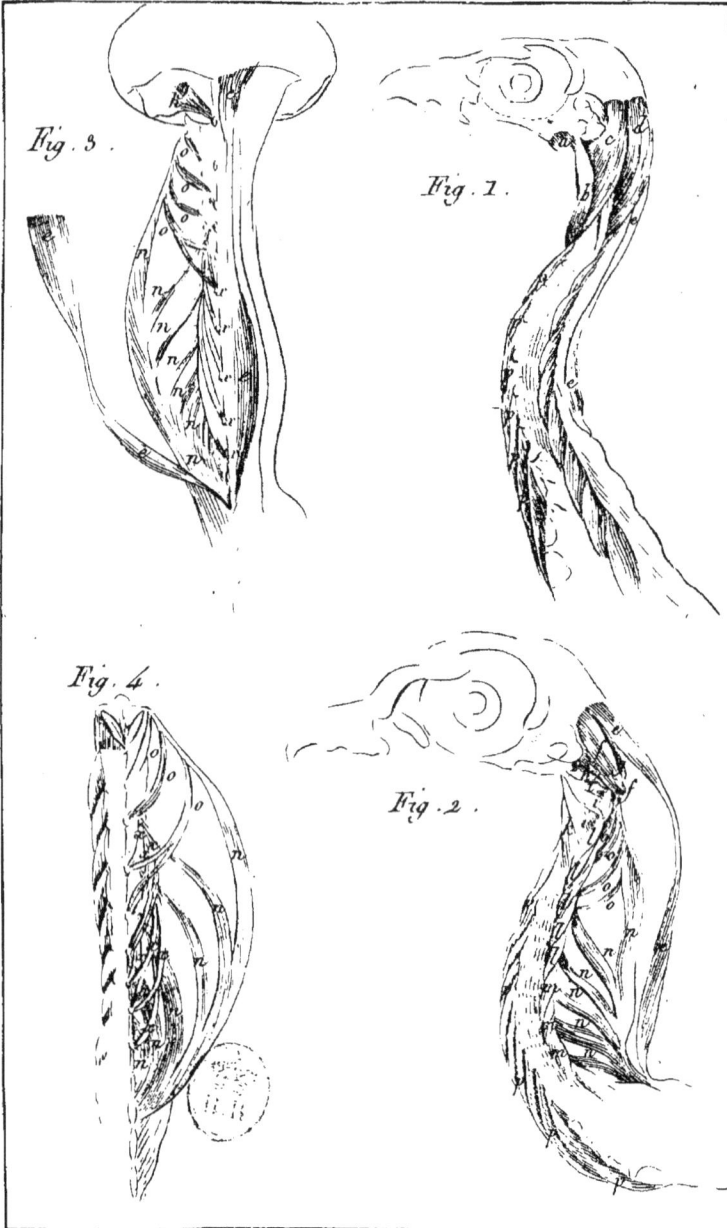

Fig. 3.

Fig. 1.

Fig. 4.

Fig. 2.

Miger Sc.

Le cou d'une Buse.

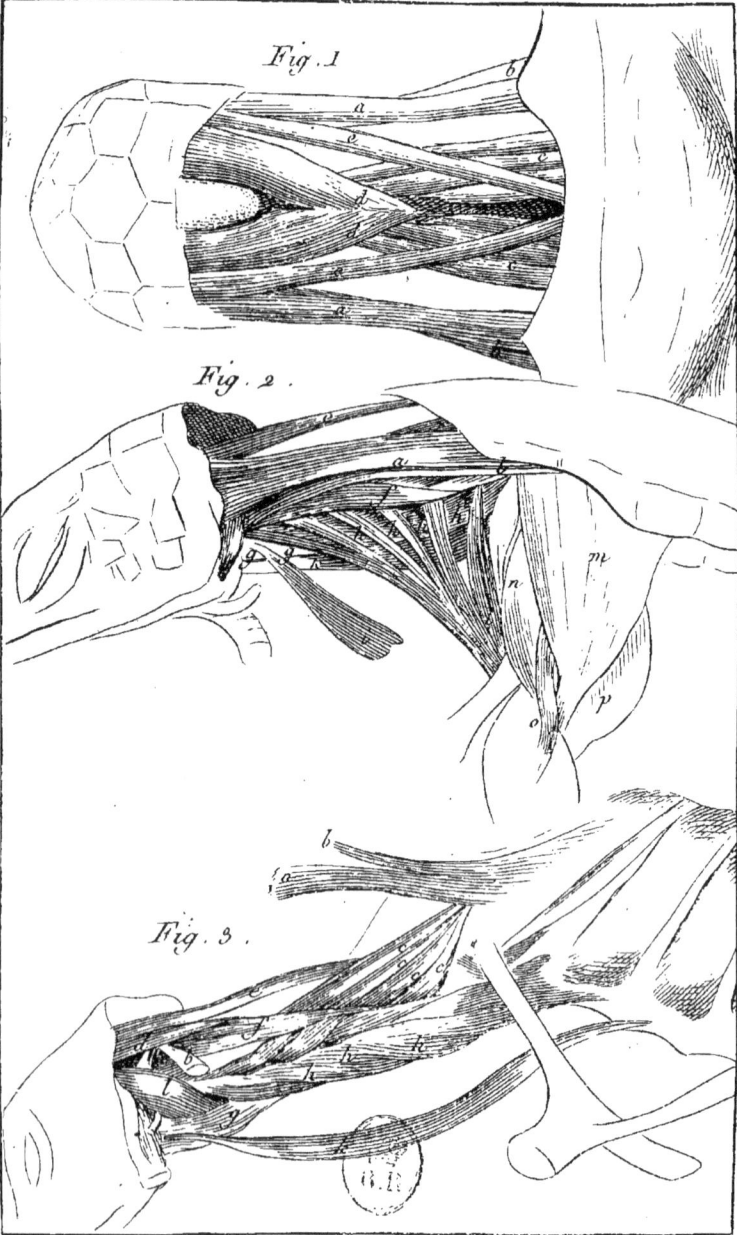

Fig. 1

Fig. 2

Fig. 3

miger Sc.

Cou de Tortue.

PI. X.

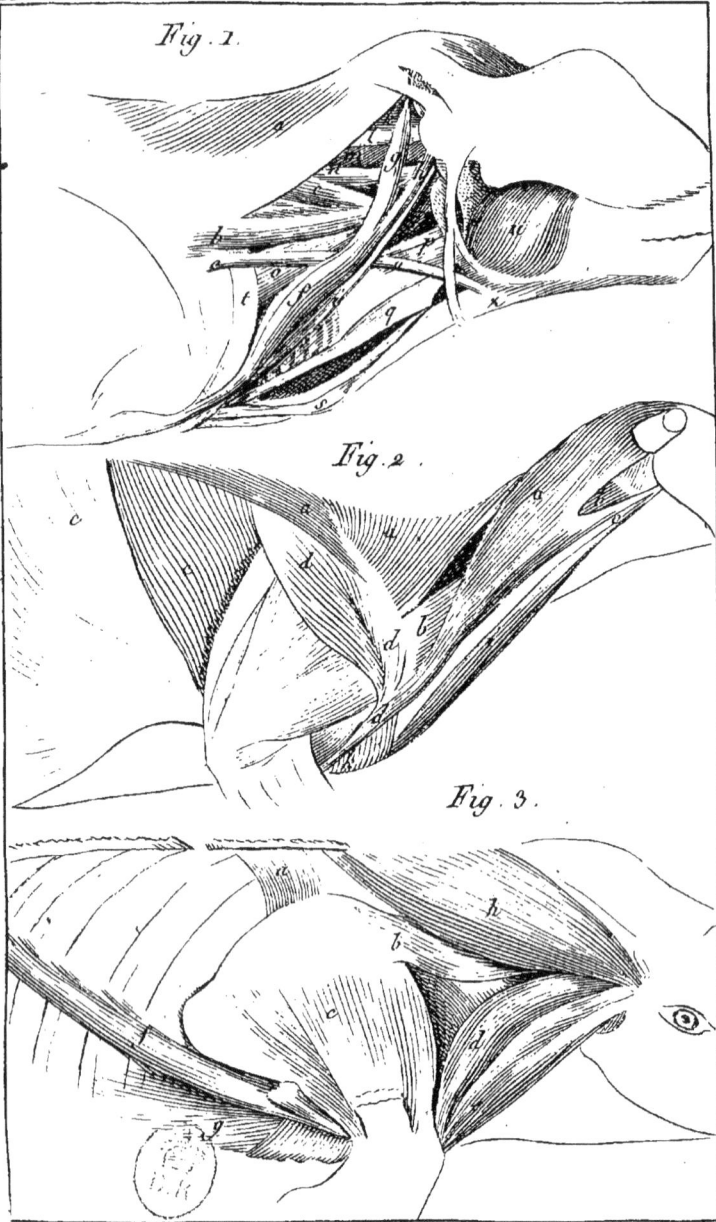

Fig. 1.

Fig. 2.

Fig. 3.

Miger Sc.

1. Cochon. 2. Mouton. 3. Dauphin.

Muscles et os de la main.

PL. XI.

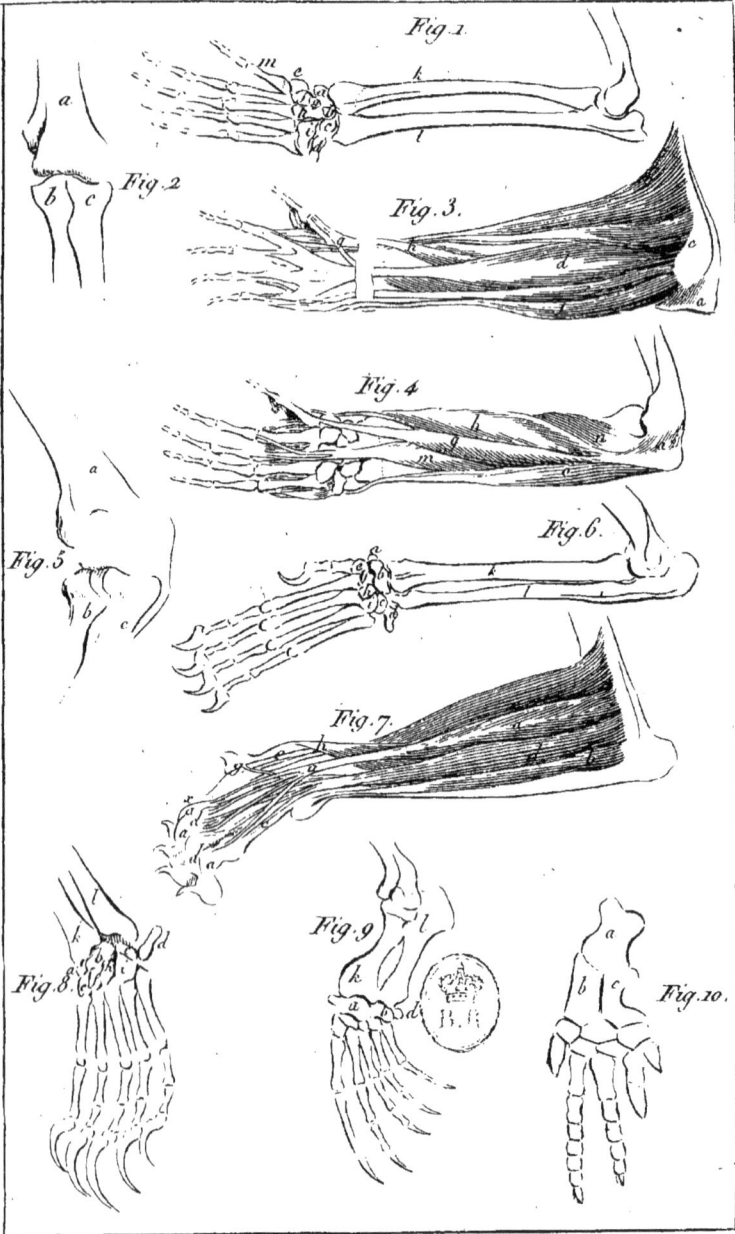

Fig. 1

Fig. 2

Fig. 3.

Fig. 4

Fig. 5

Fig. 6.

Fig. 7.

Fig. 8.

Fig. 9.

Fig. 10.

Miger Sc.

1.2.3.4. Singe 5.6.7. Chat. 8. Ours. 9. Phoque. 10. Dauphin

PL. XII.

Fig. 1.

Fig. 2.

Fig. 3.

Fig. 4.

Fig. 5

Fig. 6.

Fig. 7.

Miger Sc.

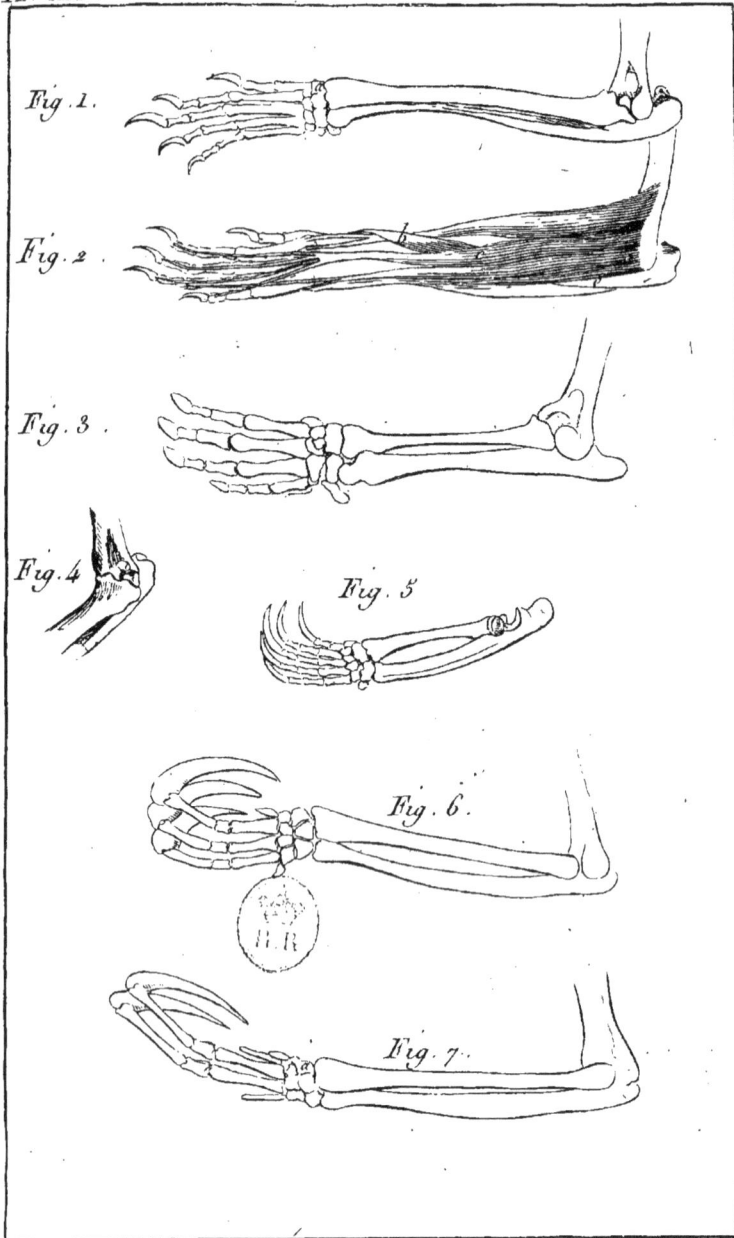

1. 2. 4. Lapin. 3. Cabiai 5. Gerboise. 6. 7. Paresseux.

PL. XIII.

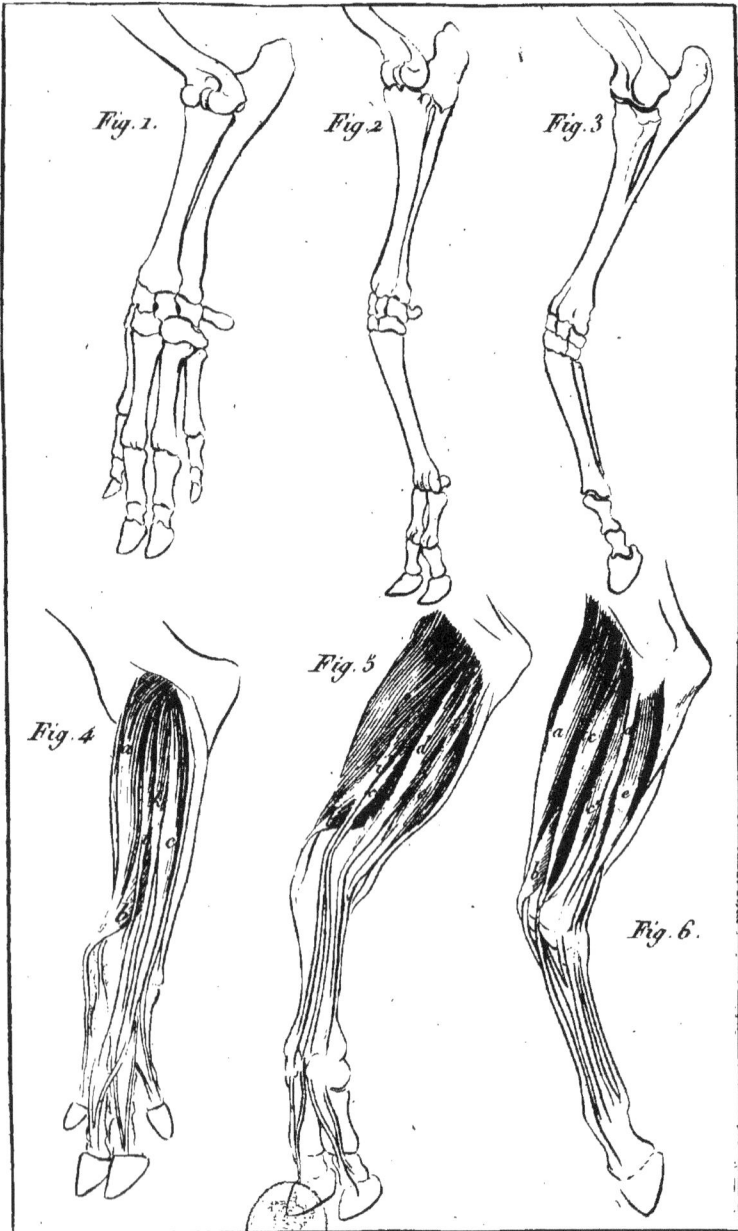

Fig. 1.

Fig. 2.

Fig. 3.

Fig. 4.

Fig. 5.

Fig. 6.

Miger Sc.

1.4. Cochon. 2.5. Mouton. 3.6. Cheval.

PL. XIV .

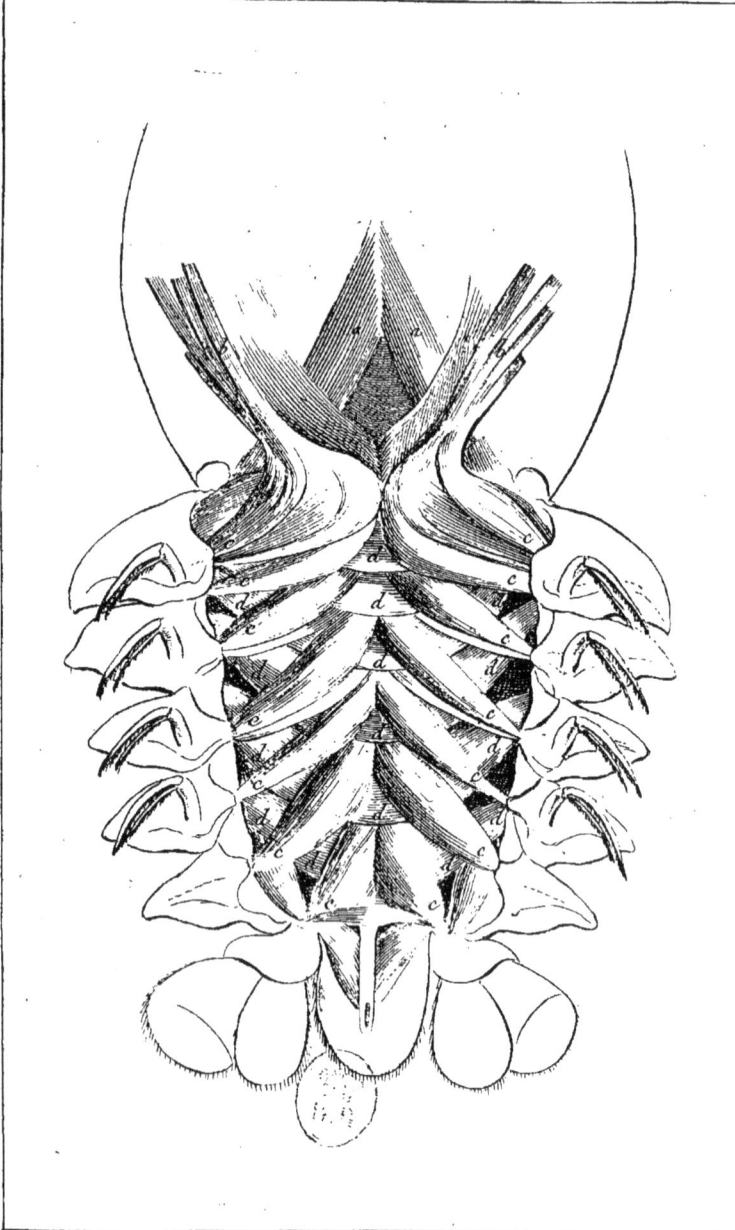

Miger Sc.

Queue de l'Ecrevisse .

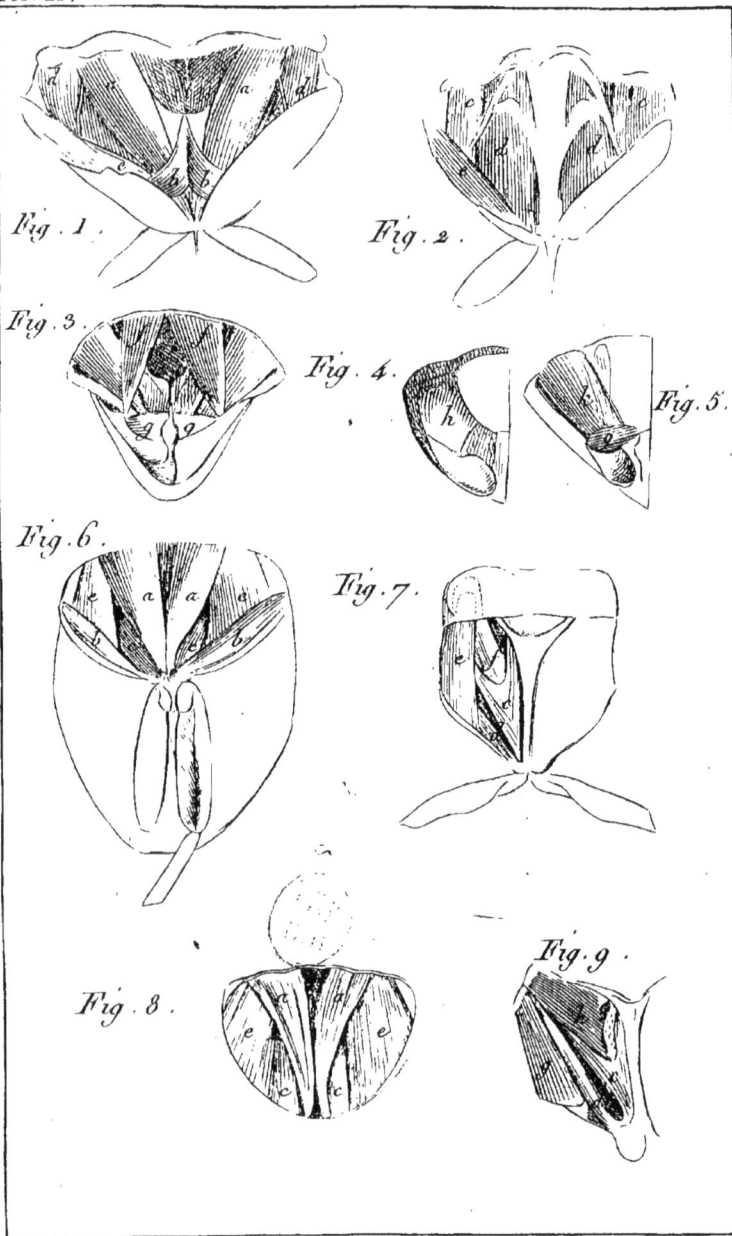

Muscles des pattes d'un insecte.

PL. XV.

Fig. 1.   Fig. 2.

Fig. 3.   Fig. 4.   Fig. 5.

Fig. 6.   Fig. 7.

Fig. 8.   Fig. 9.

Miger Sc.

1. 2. 3. 4. 5. Hydrophile et 6. 7. 8. 9. Dytisque

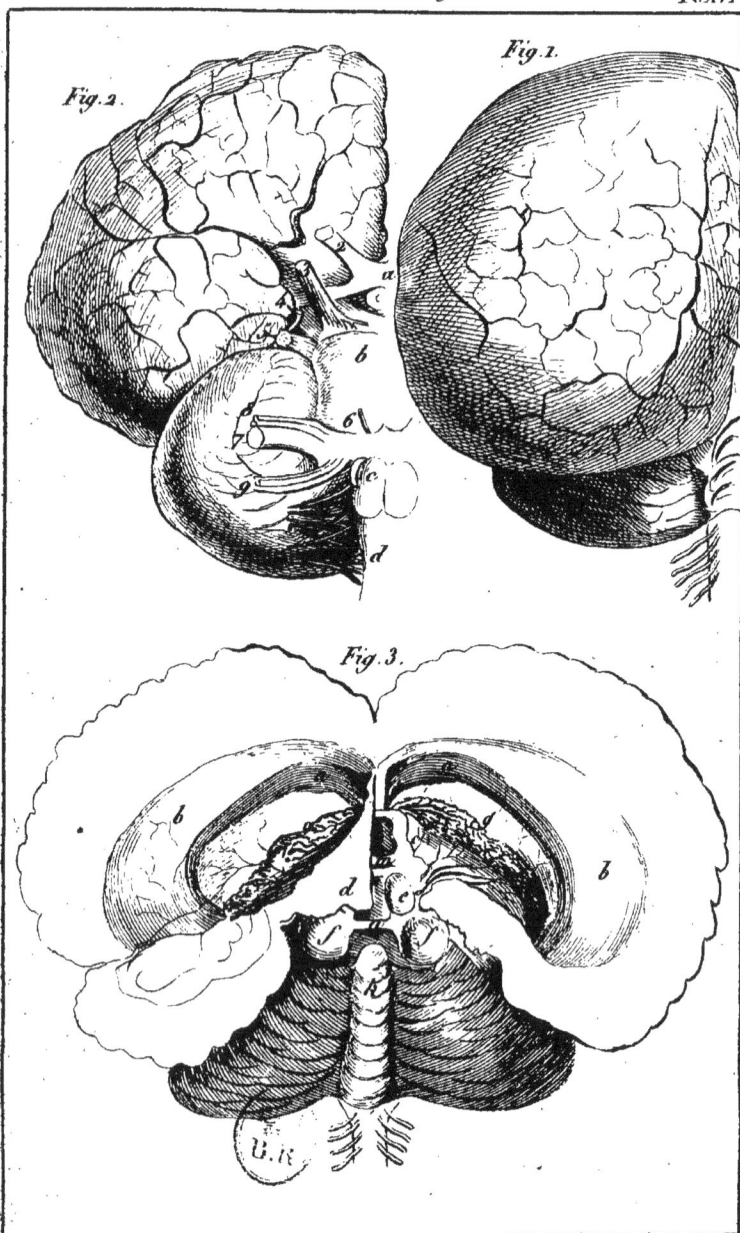

Fig. 1.

Fig. 2.

Fig. 3.

Dauphin

Miger Sc.

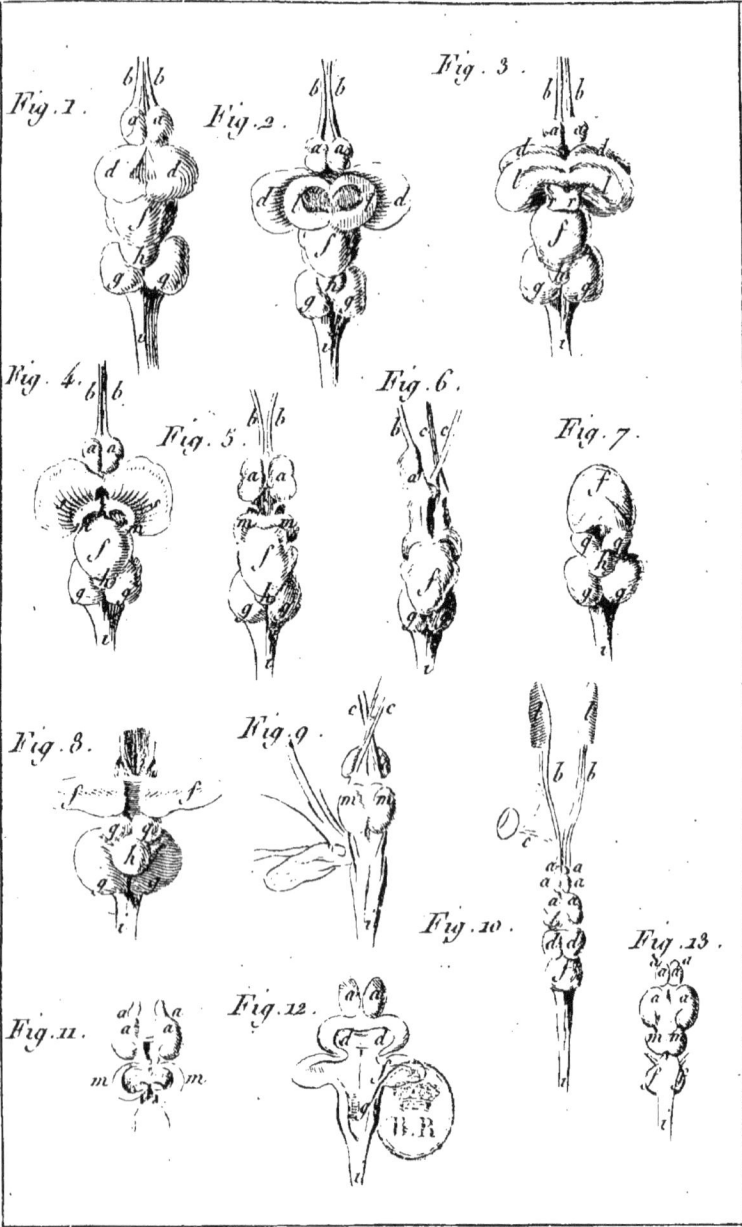

Cerveau de Poisson

PL. XVII.

Fig. 1.   Fig. 2.   Fig. 3.

Fig. 4.   Fig. 5.   Fig. 6.   Fig. 7.

Fig. 8.   Fig. 9.   Fig. 10.   Fig. 13.

Fig. 11.   Fig. 12.

Mixer sc.

1–9. Carpe.   10–13. Anguille.

PL. XVIII.

Fig. 1.

A   A

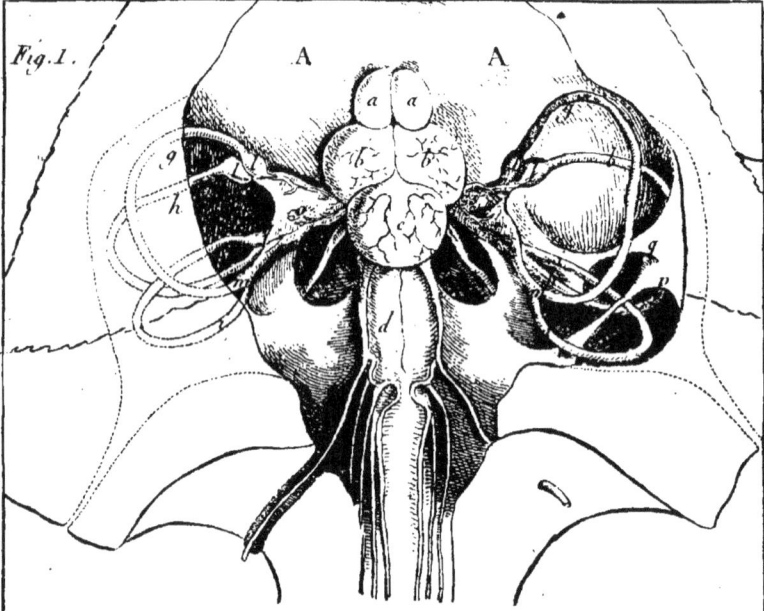

Fig. 2.

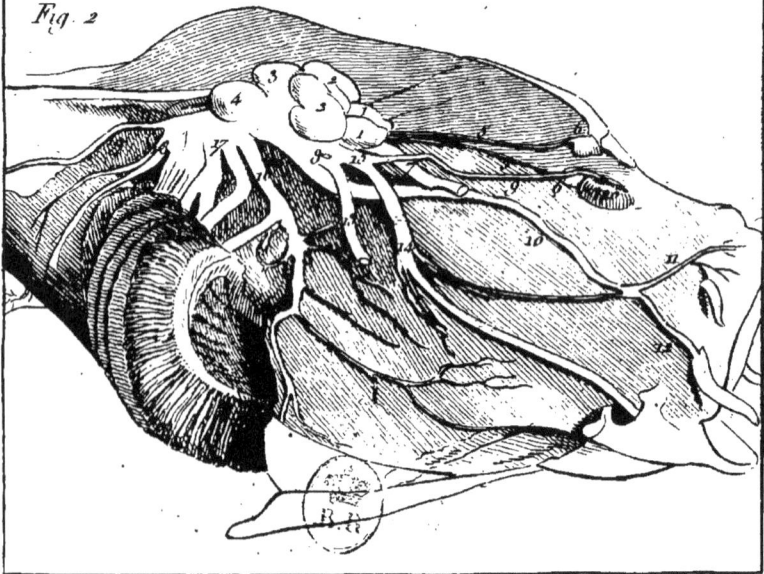

Miger Sc.

Mola. Carpe.

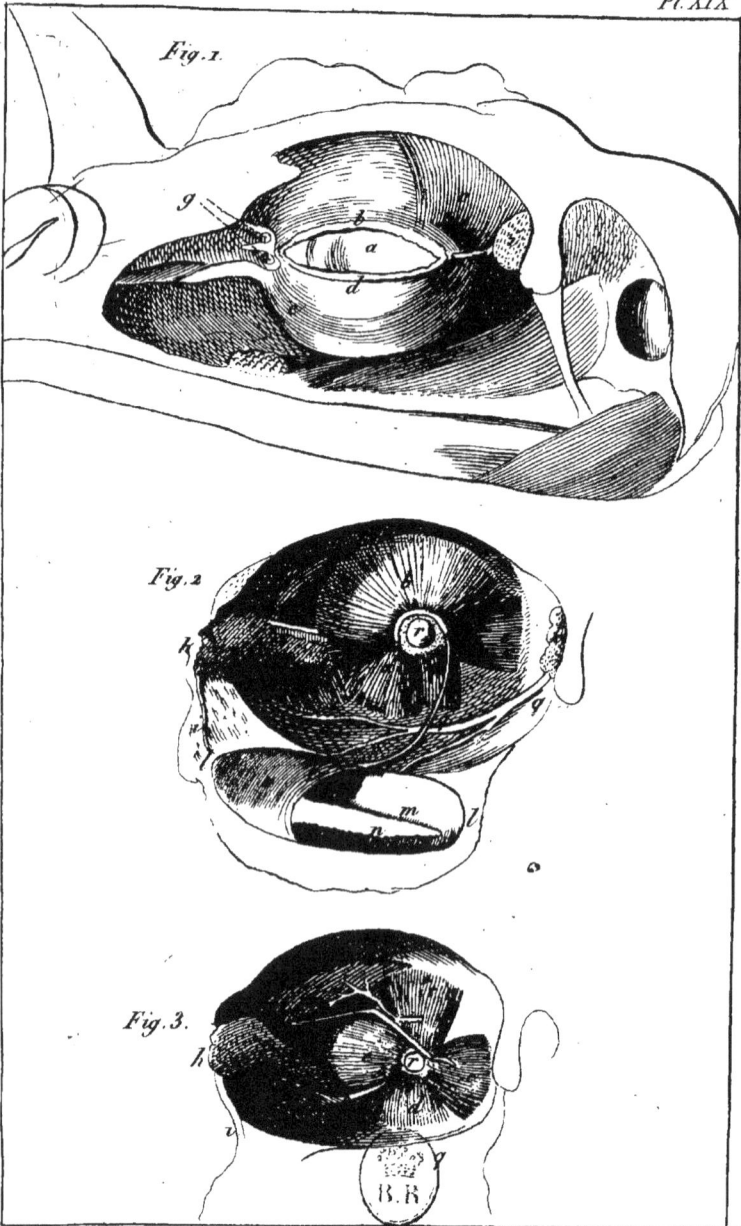

Oeil d'Oiseau.

Pl. XIX

Fig. 1.

Fig. 2.

Fig. 3.

Miger Sc.

Dindon.

Pl. XX

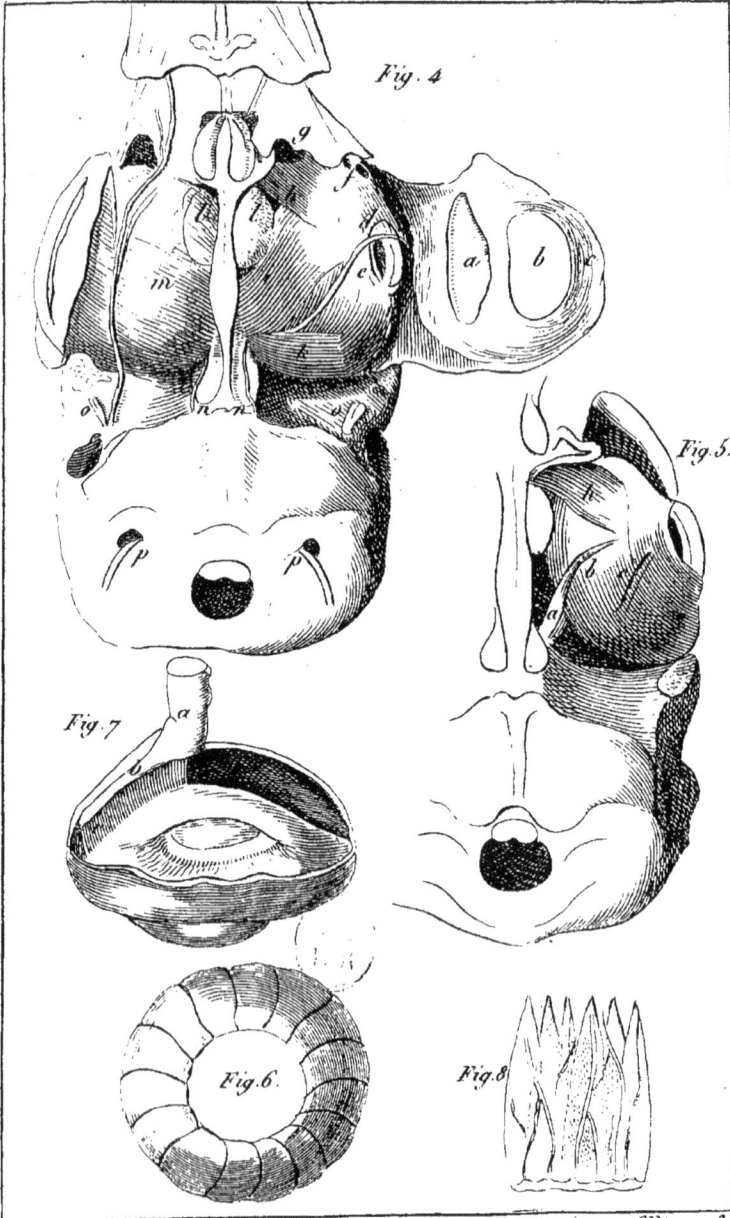

Fig. 4

Fig. 5

Fig. 7

Fig. 6

Fig. 8

Miger Sc.

Dindon

Pl. XXI.

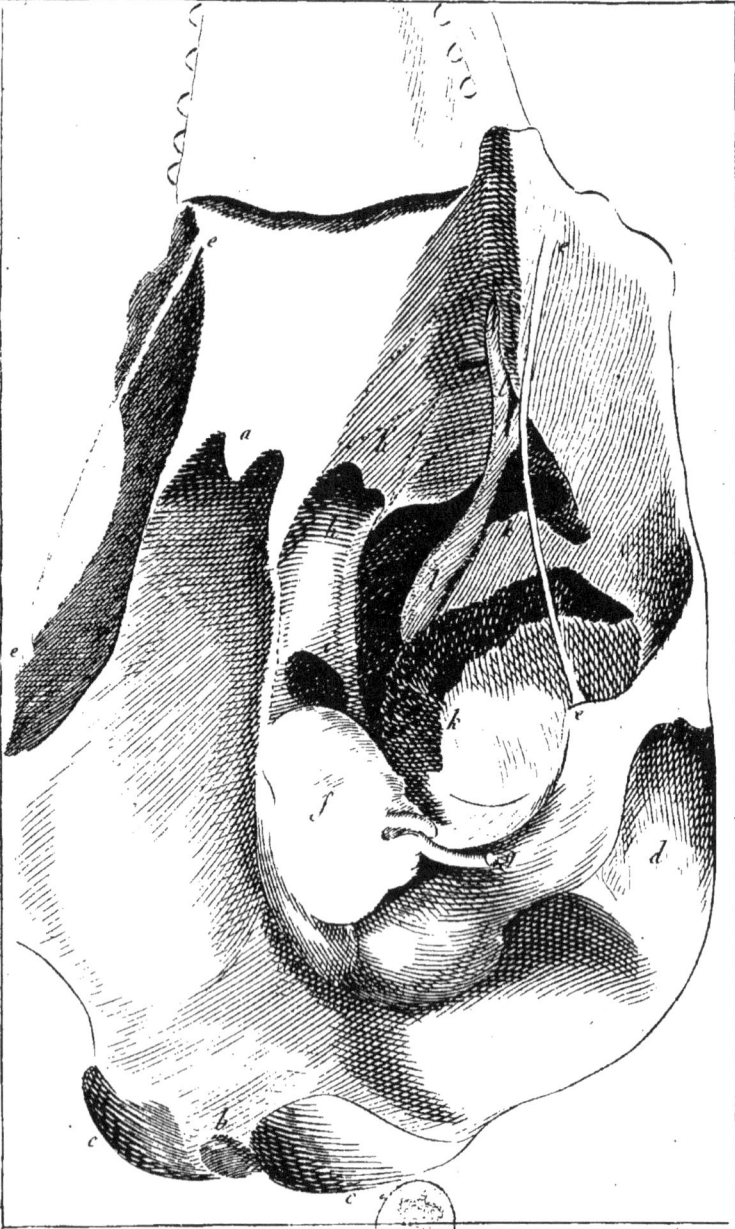

Mayer Sc

Dauphin.

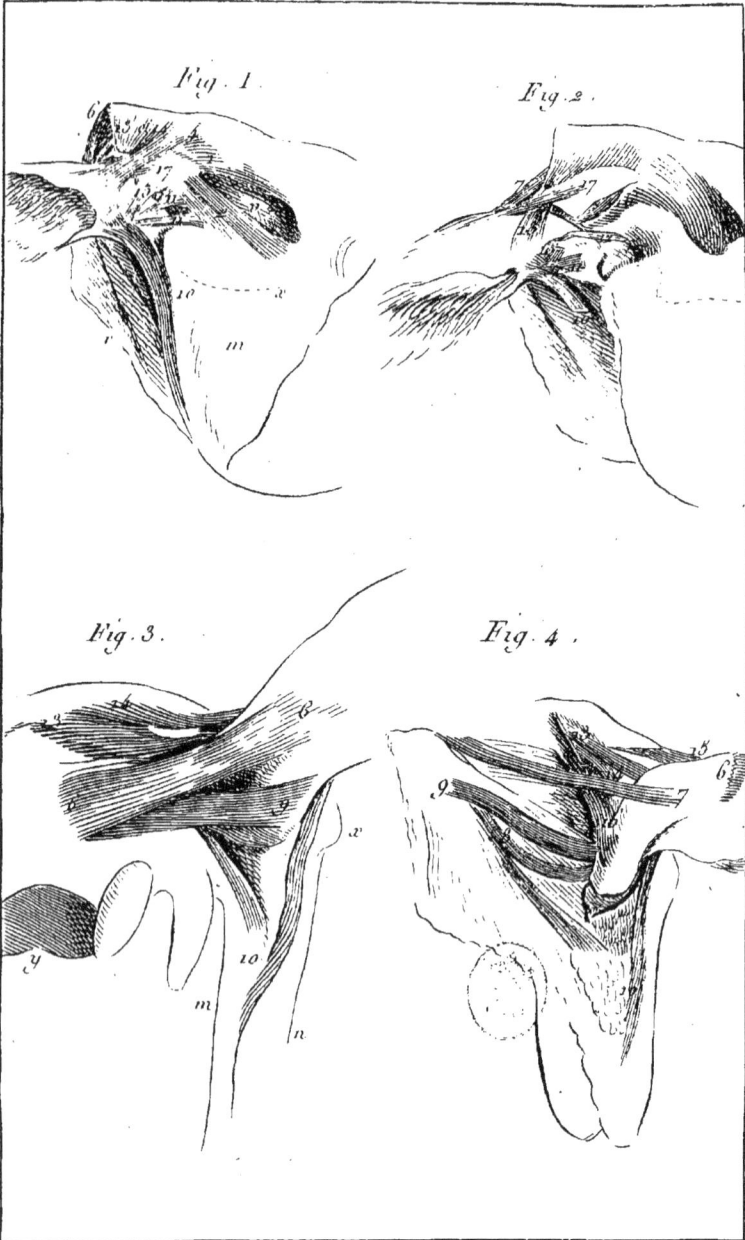

Pl. XXII.

Cheval.

PL. XXIII.

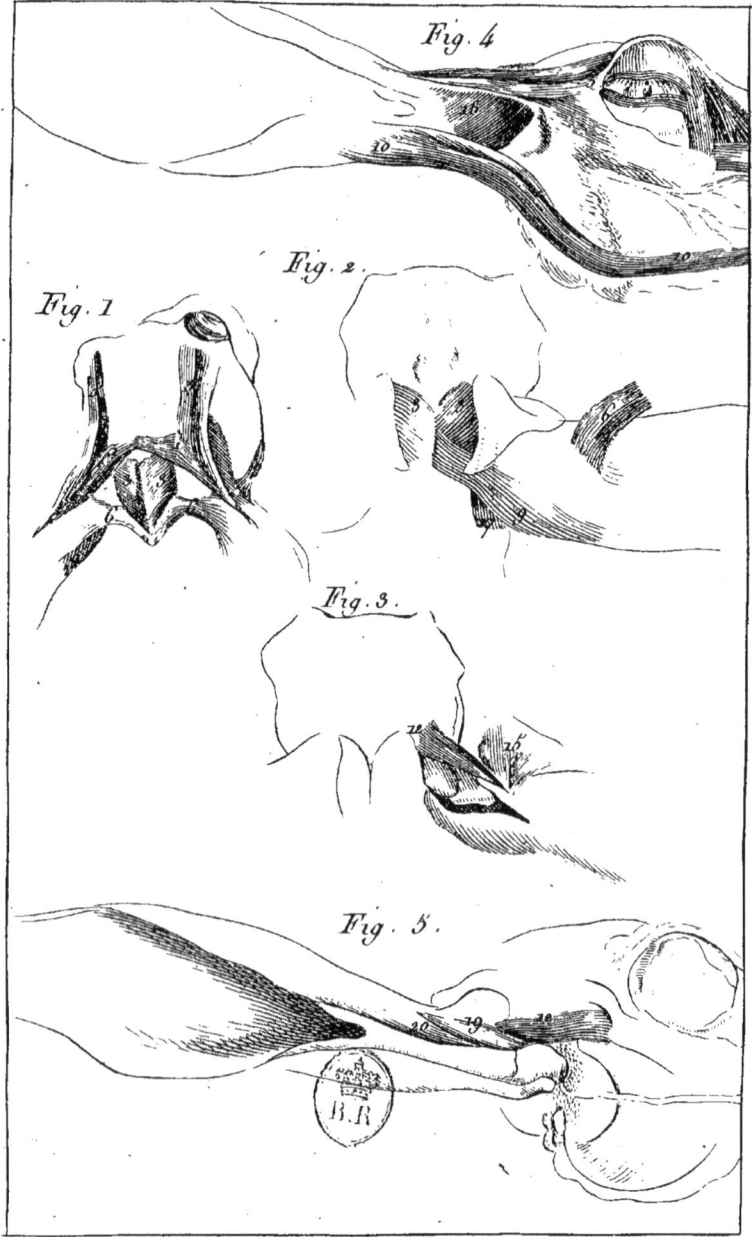

Fig. 4

Fig. 2

Fig. 1

Fig. 3

Fig. 5

B.R

Miger Sc.

Lapin.

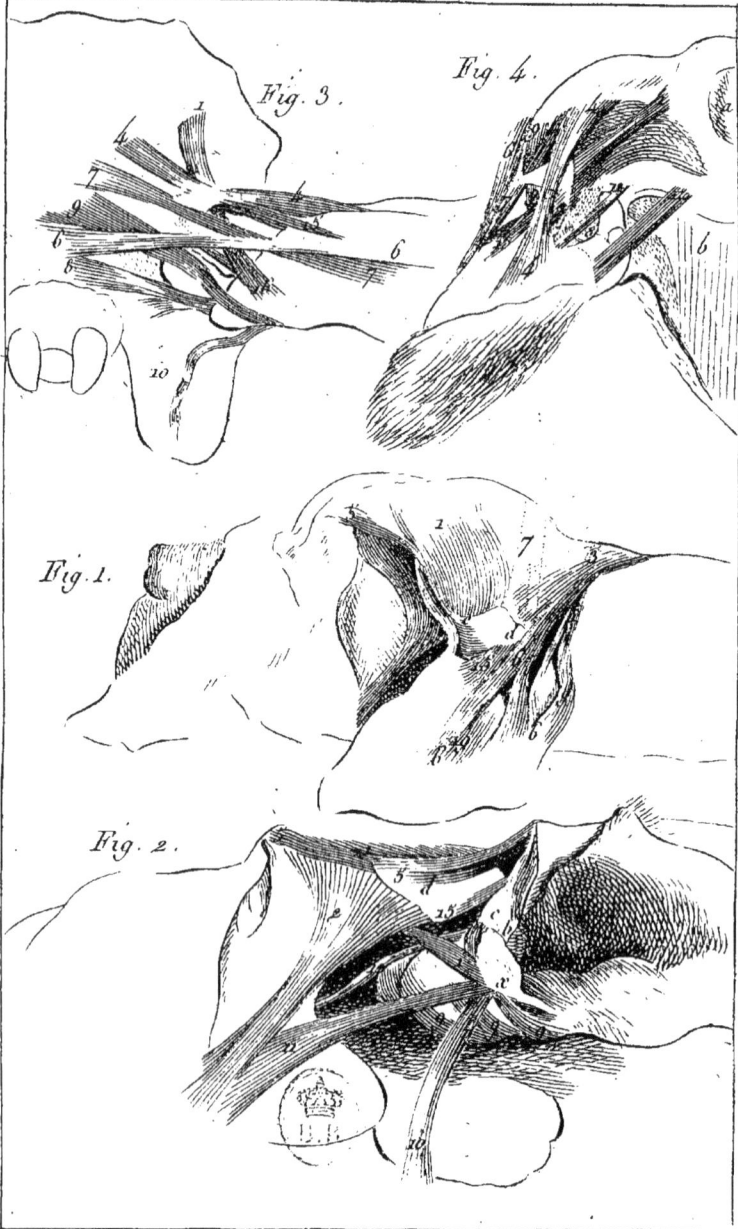

PL. XXIV.

Fig. 3.

Fig. 4.

Fig. 1.

Fig. 2.

Miger Sc.

1. 2. Chien. 3. 4 Mouton.

PL. XXV.

Fig. 1.

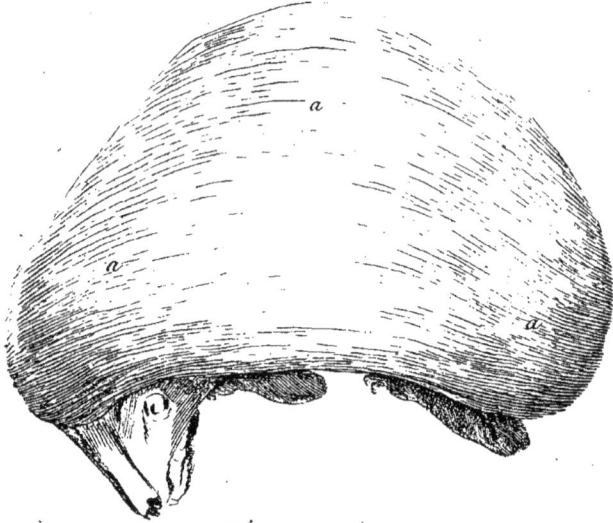

Fig. 4.

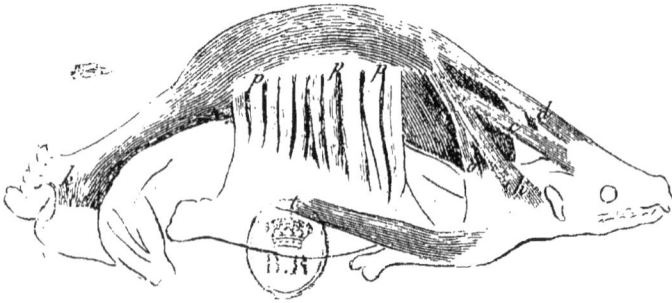

Miger Sc.

Hérisson.

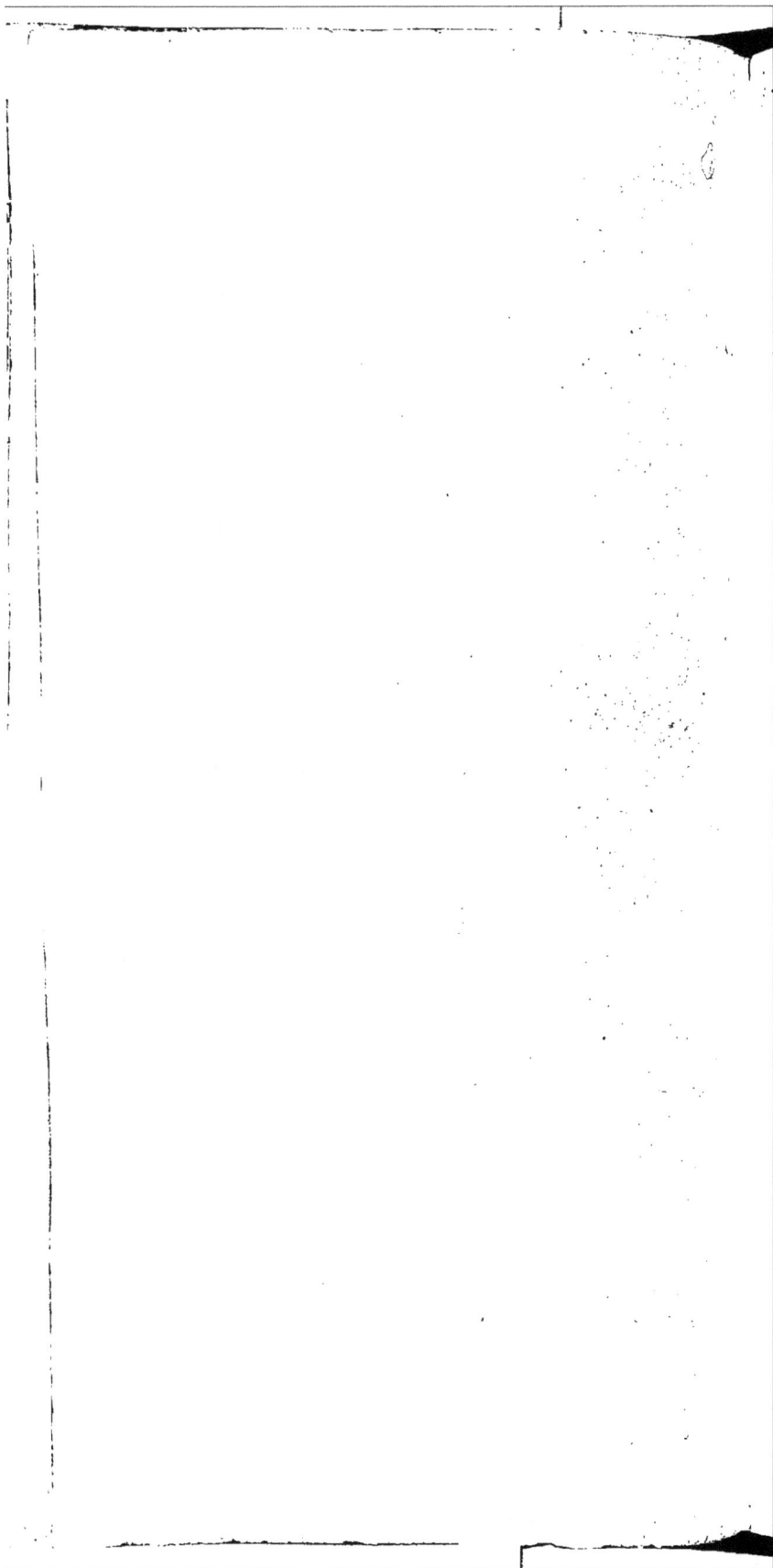

PL. XXVI.

Fig. 3.

Fig. 2.

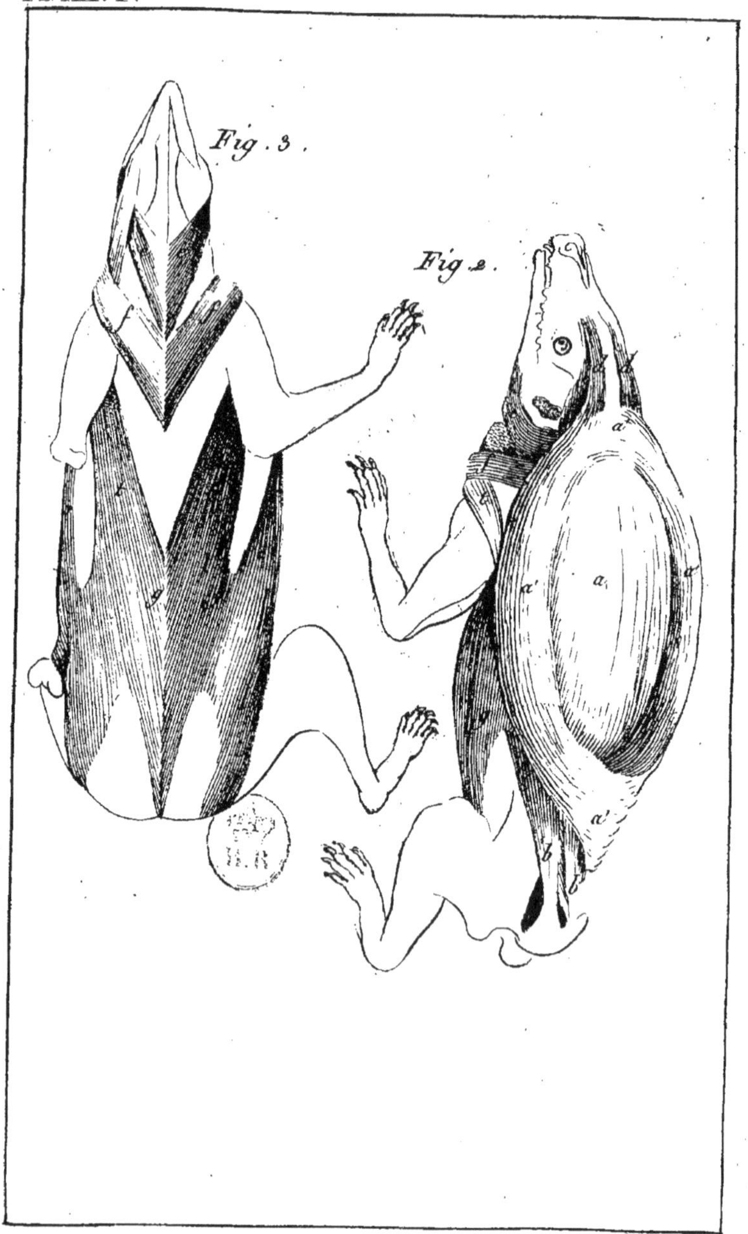

Miger Sc.

Hérisson.

PL. XXVII.

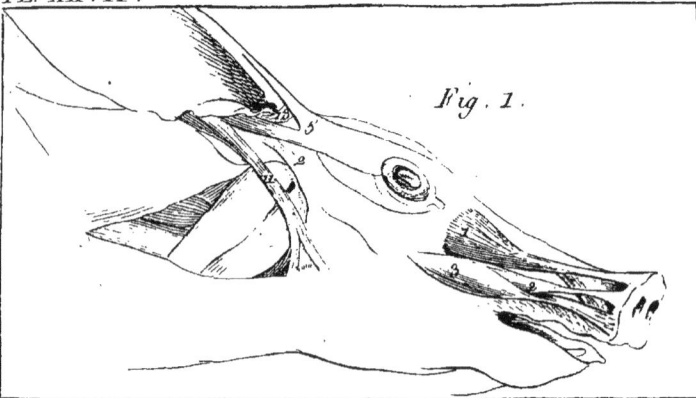

Fig. 1.

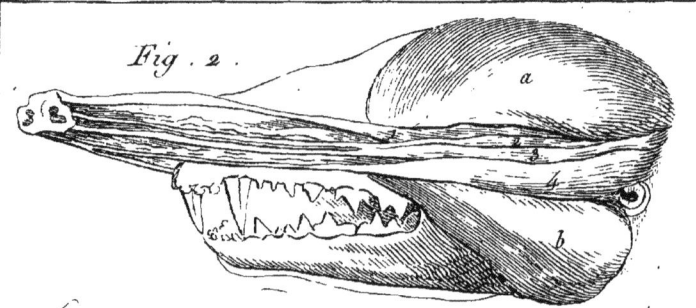

Fig. 2.

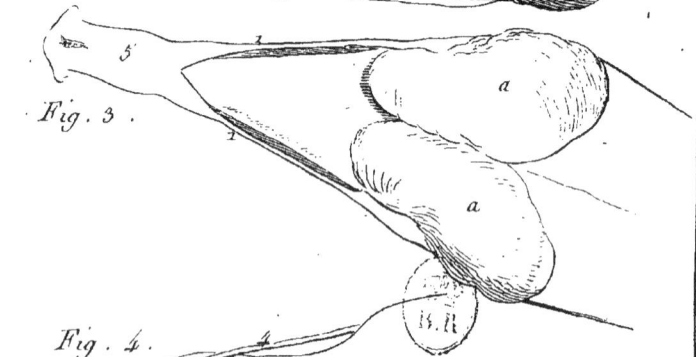

Fig. 3.

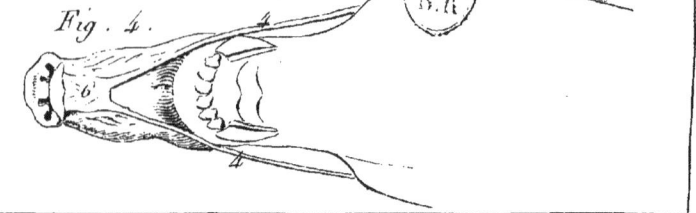

Fig. 4.

Miger Sc.

Cochon Taupe

PL. XXVIII.

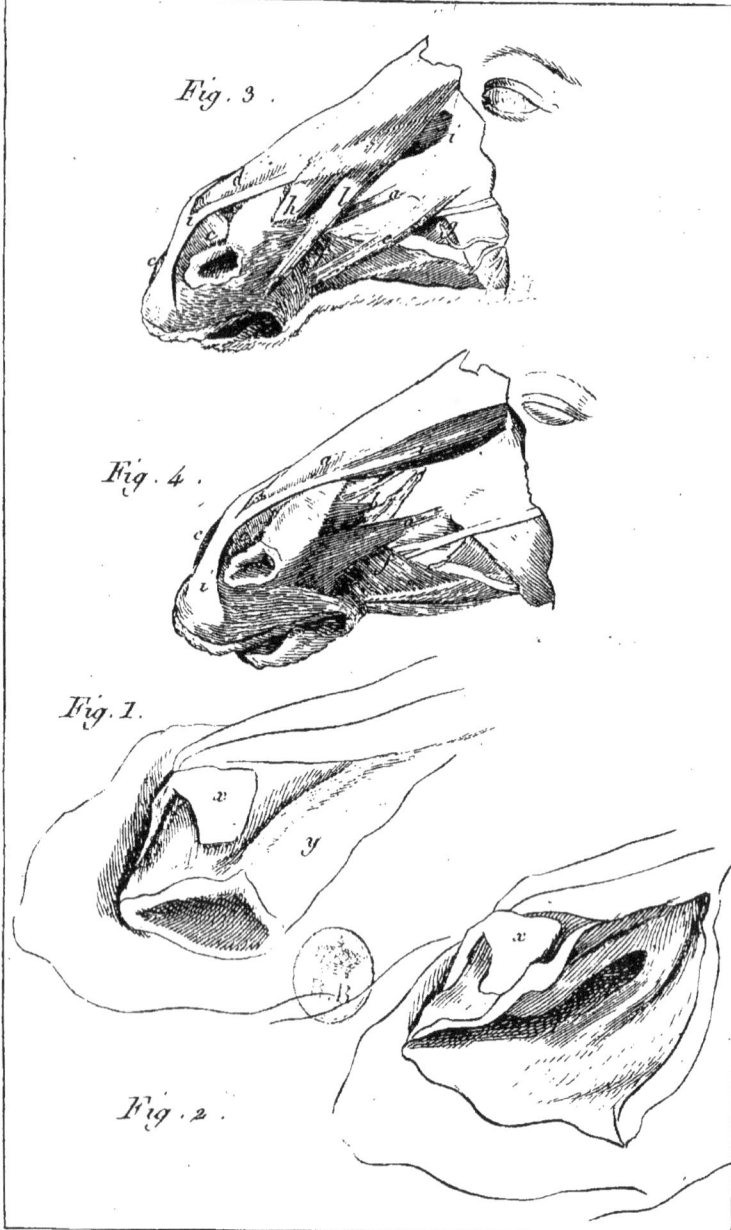

Fig. 3.

Fig. 4.

Fig. 1.

Fig. 2.

Méjer Sc.

Cheval.

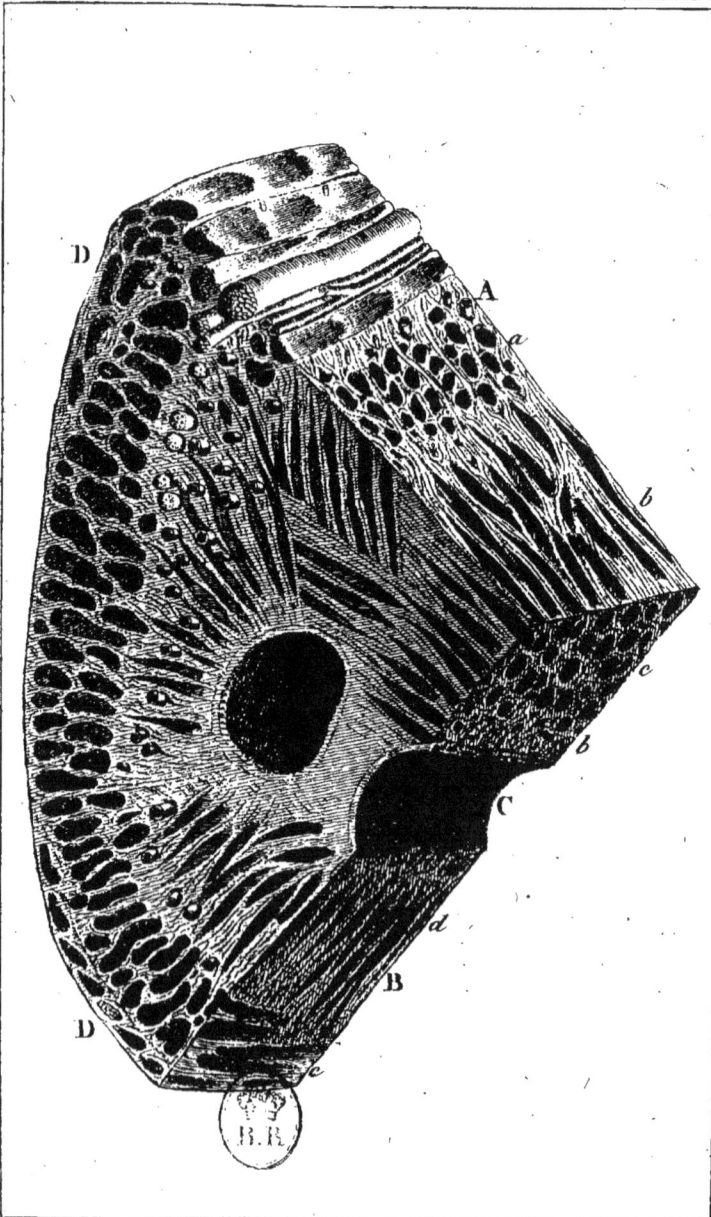

Gravé par N. Ransonnette.

Coupes de la Trompe de l'Éléphant .

PL. XXX.

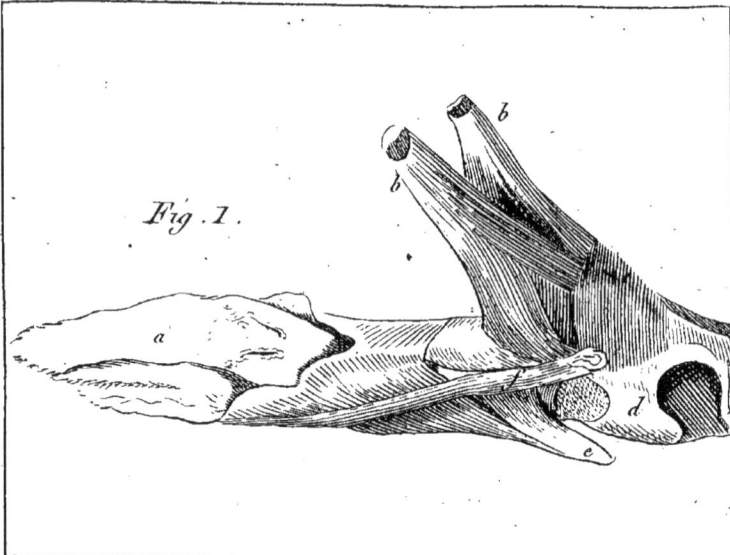

Fig. 1.

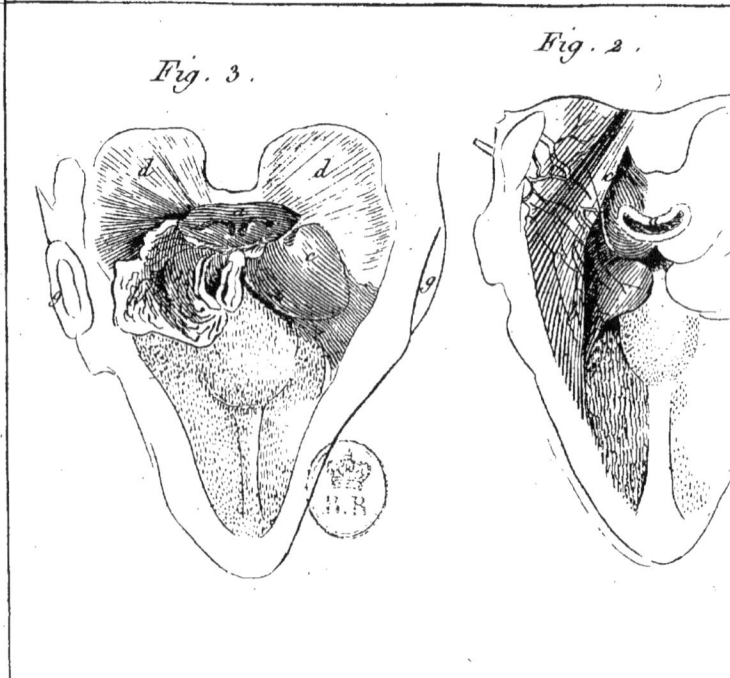

Fig. 3.

Fig. 2.

Miger Sc.

Dauphin.

PL. XXXI.

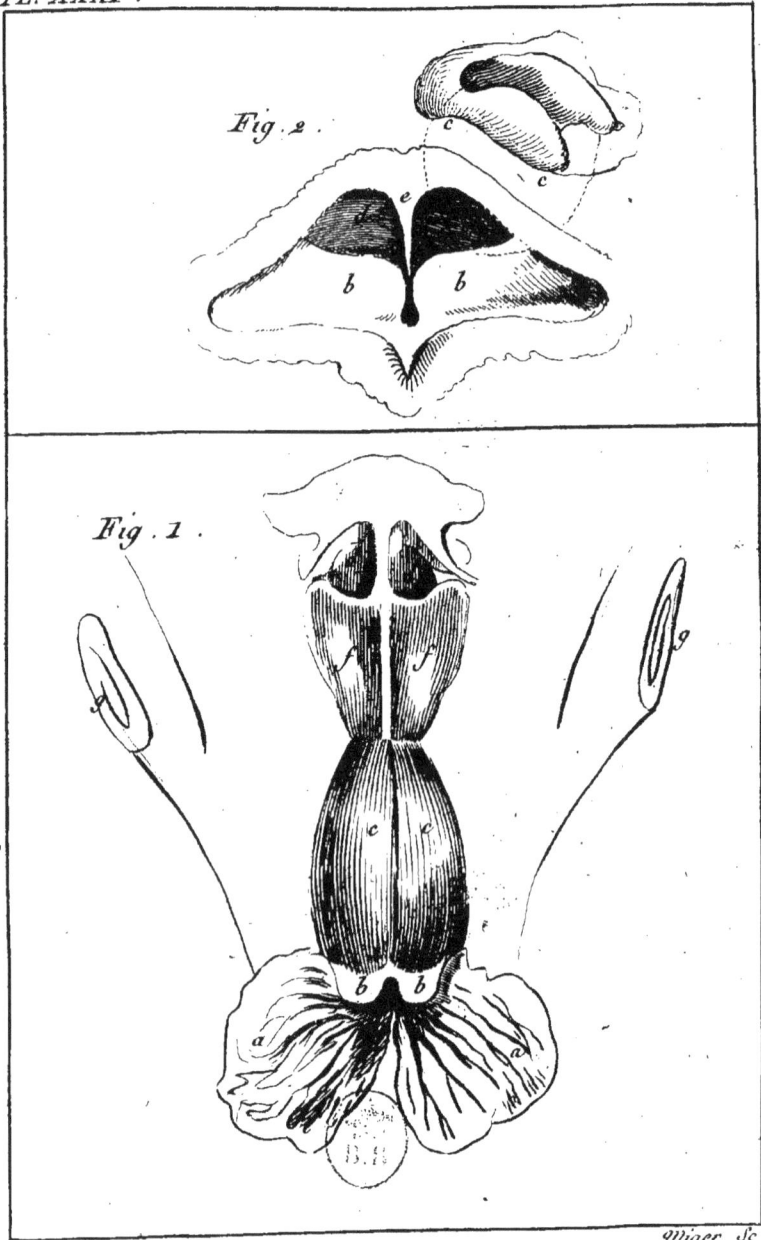

Fig. 2.

Fig. 1.

Miger Sc.

Dauphin

Pl. XXXII.

Fig. 7.

Fig. 1.

Fig. 2.

Fig. 3.

Fig. 6.

Fig. 4.

Fig. 8.

Fig. 5.

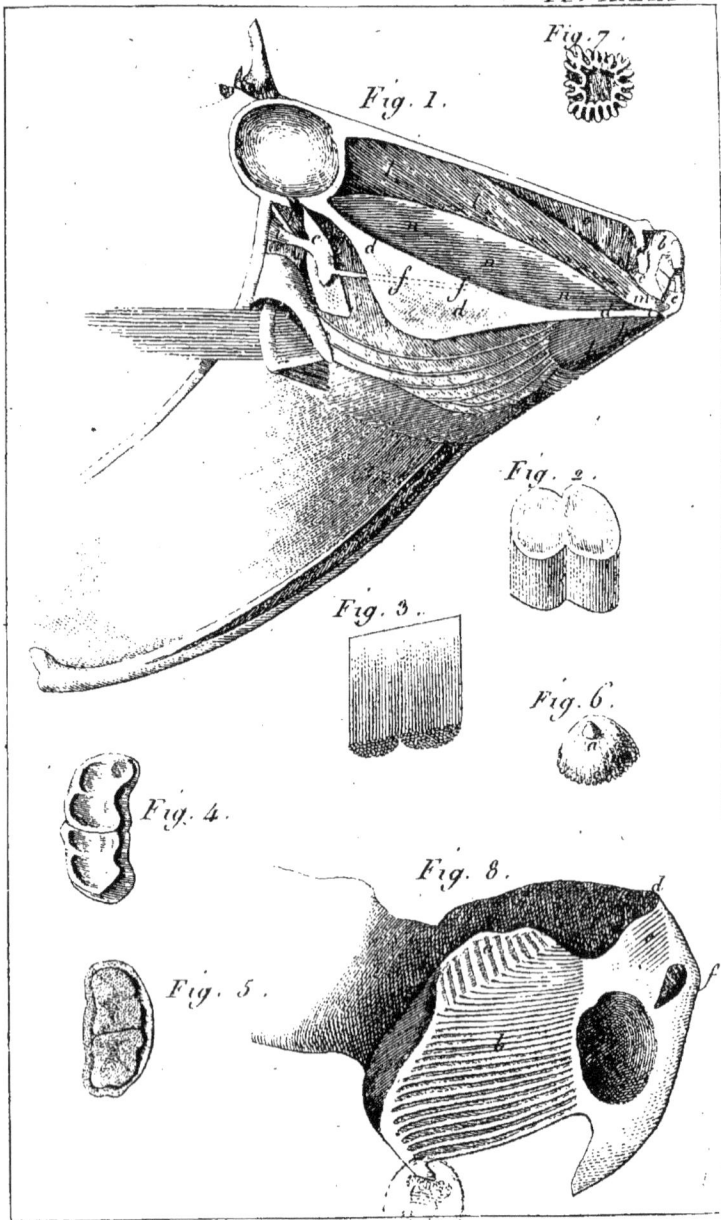

Gravé par N. Ransonnette.

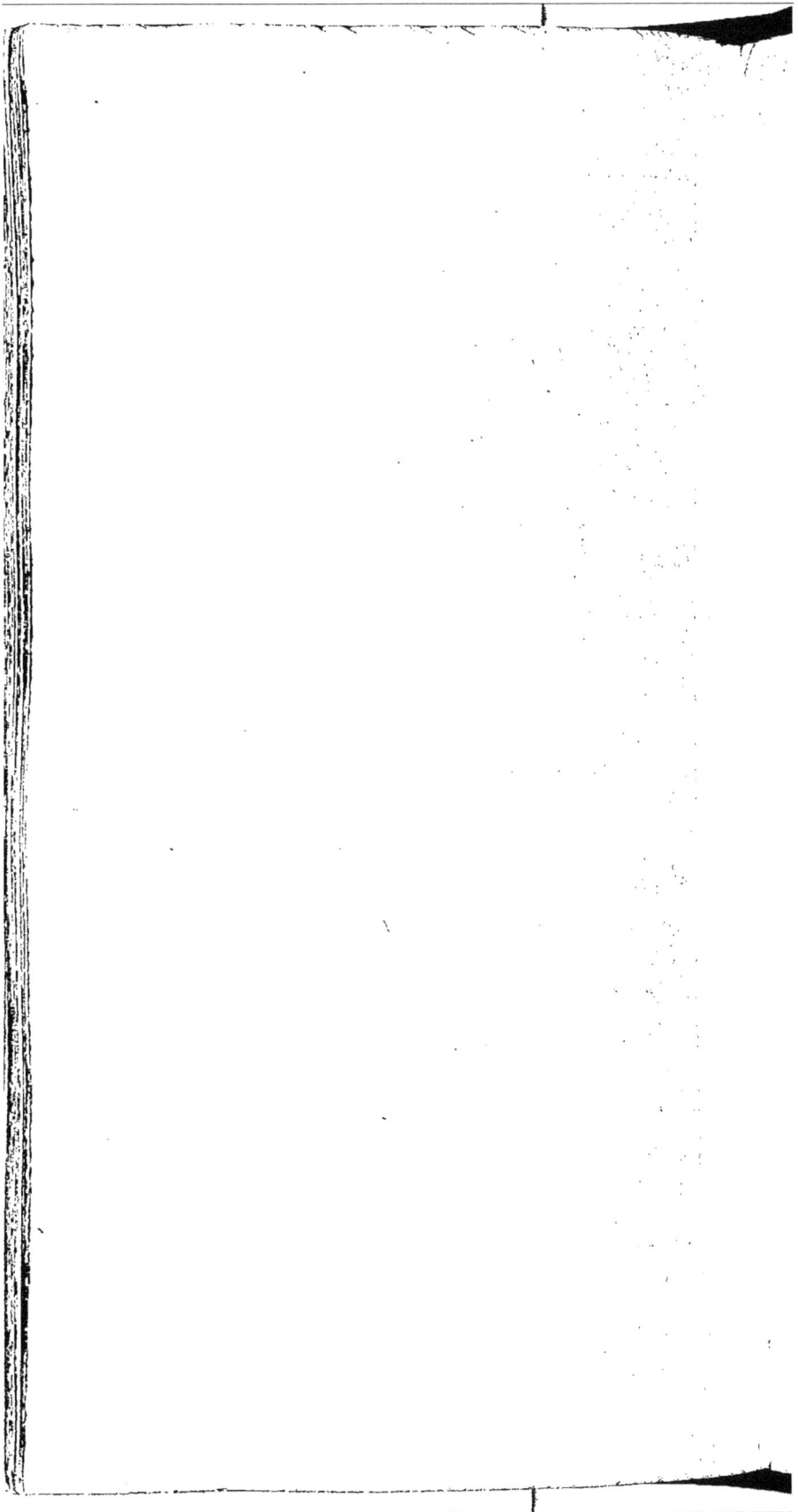

Dents et Machoires.

PL. XXXIII.

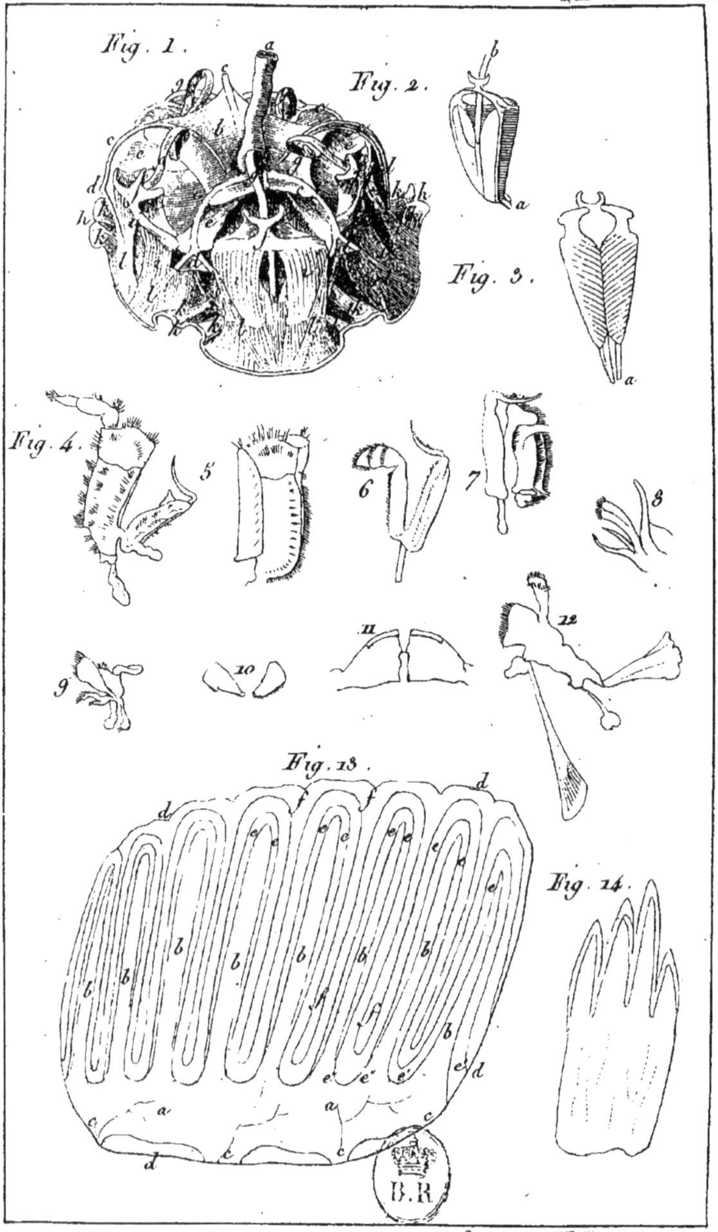

Fig. 1.
Fig. 2.
Fig. 3.
Fig. 4.
5
6
7
8
9
10
11
12
Fig. 13.
Fig. 14.

Gravé par N. Ransonnette.

Pl. XXXIV.

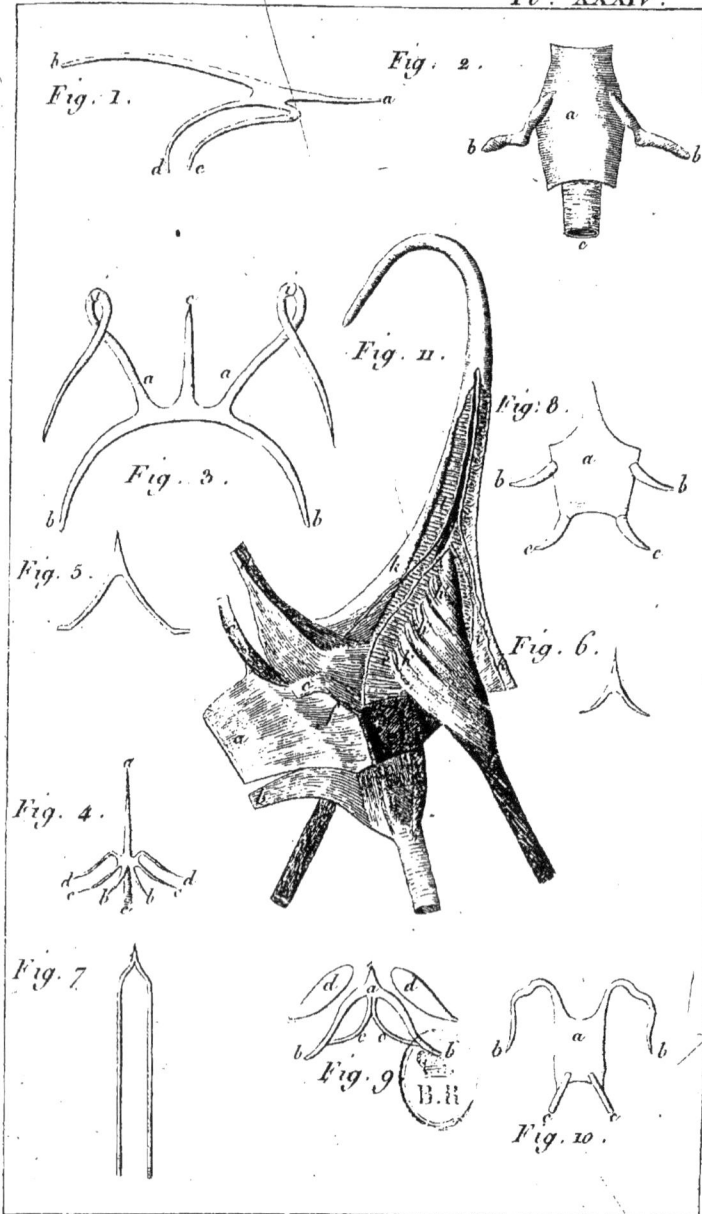

Gravé par N. Ransonnette.

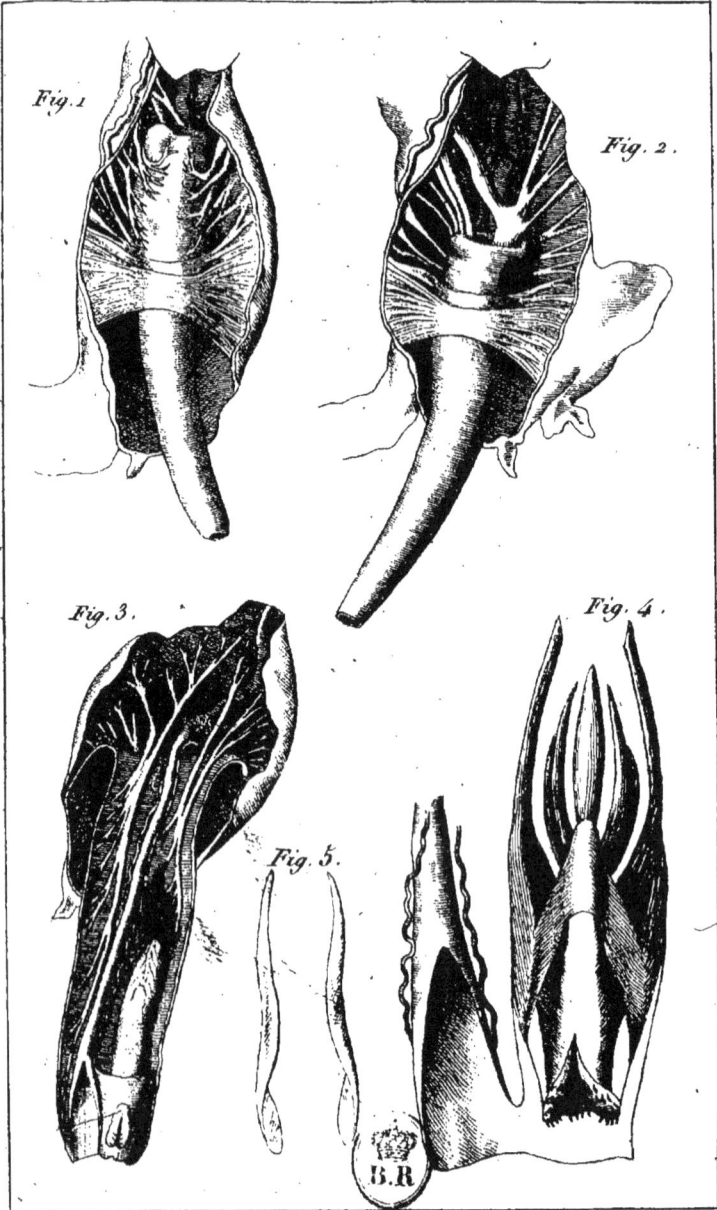

Fig. 1

Fig. 2.

Fig. 3.

Fig. 4.

Fig. 5.

B.R

Gravé par N. Ransonnette.

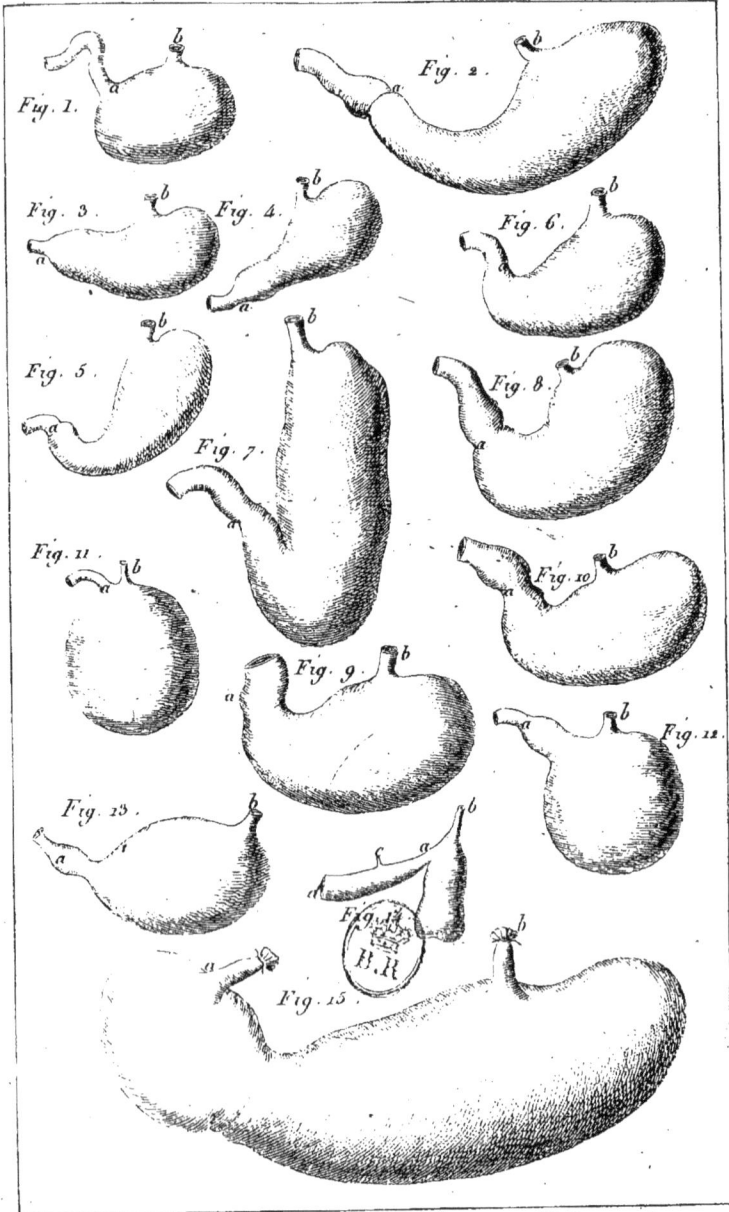

Estomacs de Mammifères.
(Est. Simples.)

Pl. XXXVI.

Fig. 1. Fig. 2. Fig. 3. Fig. 4. Fig. 6. Fig. 5. Fig. 7. Fig. 8. Fig. 11. Fig. 10. Fig. 9. Fig. 12. Fig. 13. Fig. 14. Fig. 15.

Gravé par N. Ransonnette.

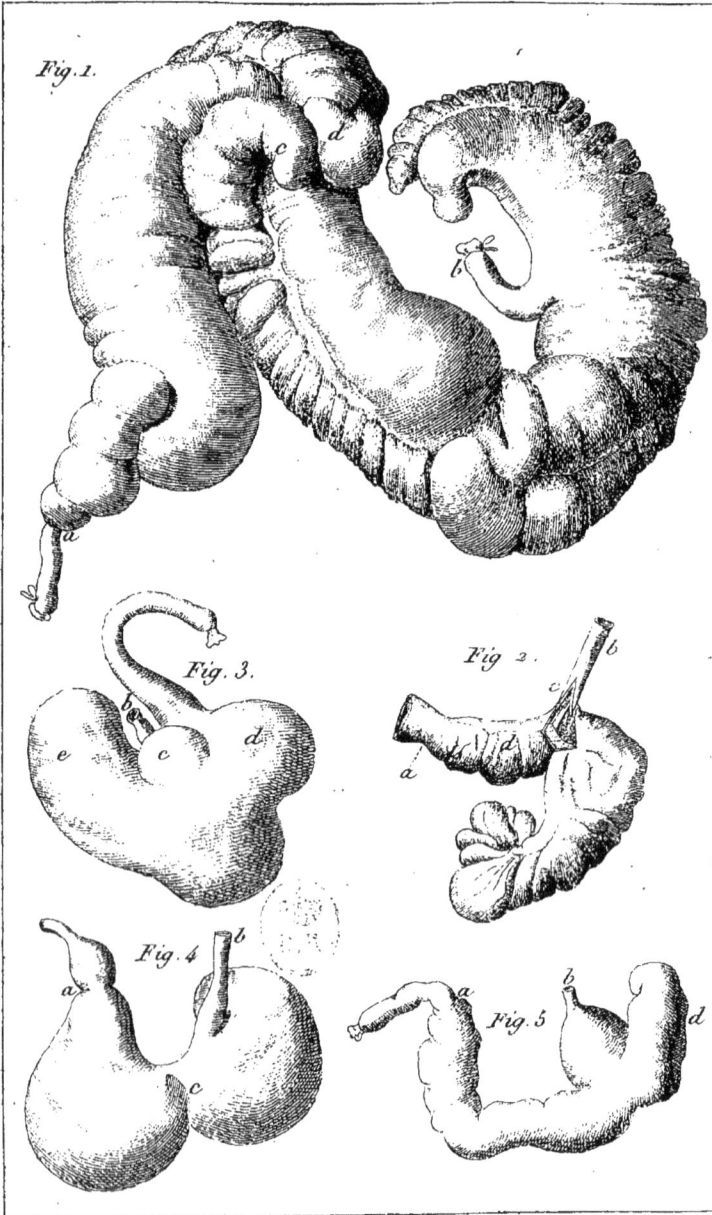

Fig. 1.

Fig. 3.

Fig. 2.

Fig. 4.

Fig. 5.

Gravé par N. Ransonnette.

1.2. Kanguroos. 3. Porc-épic. 4. Daman. 5. Roussette.

Fig. 1.

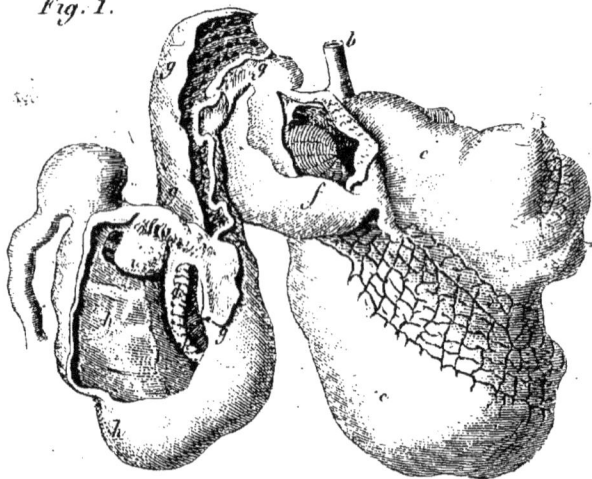

Fig. 2.

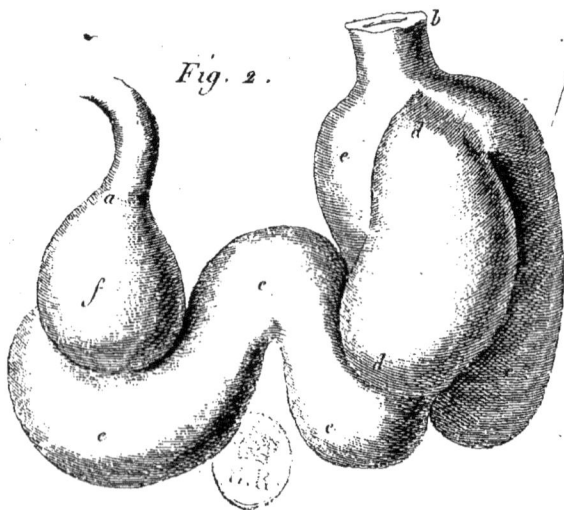

Gravé par N. Ransonnette

1. *Lama* 2. *Dauphin*.

Gravé par N.Ransonnette.

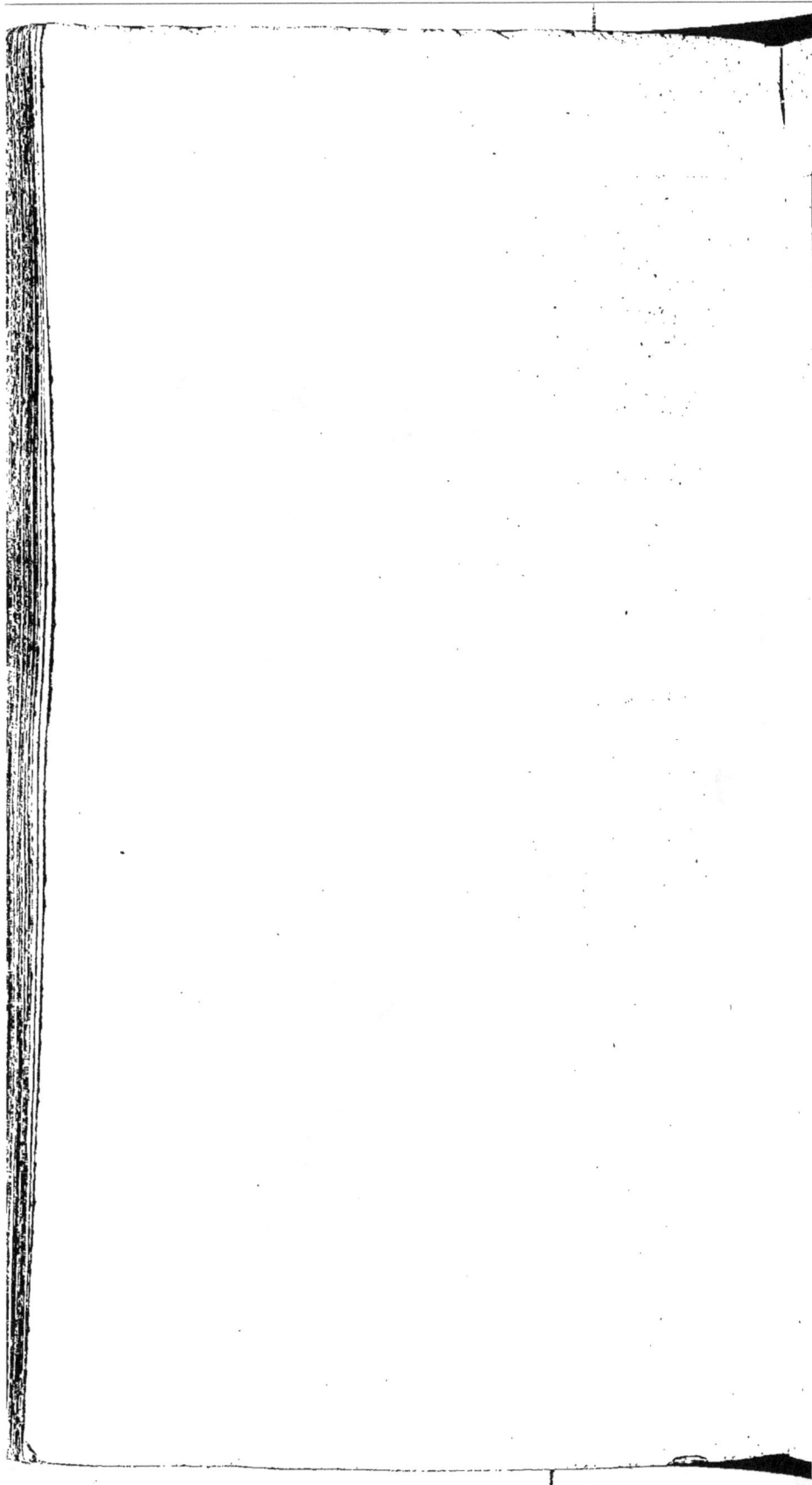

Estomacs d'Oiseaux.

Pl. XL.

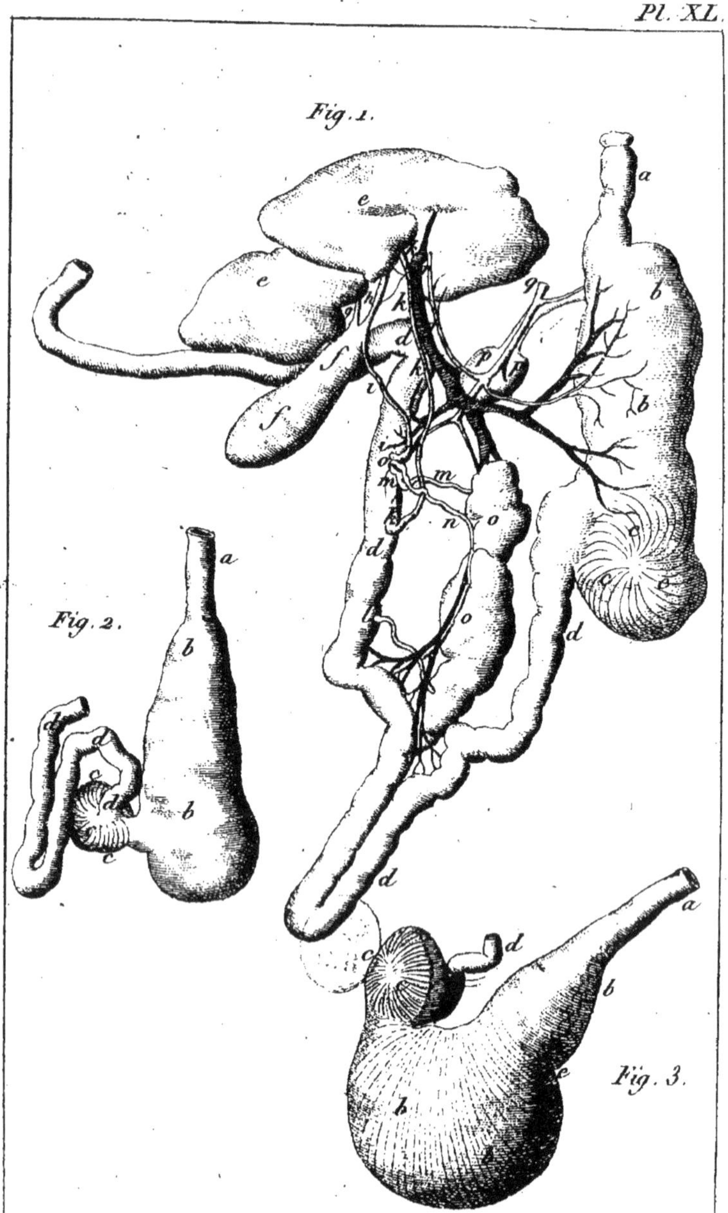

Fig. 1.
Fig. 2.
Fig. 3.

Gravé par N. Raisonnette

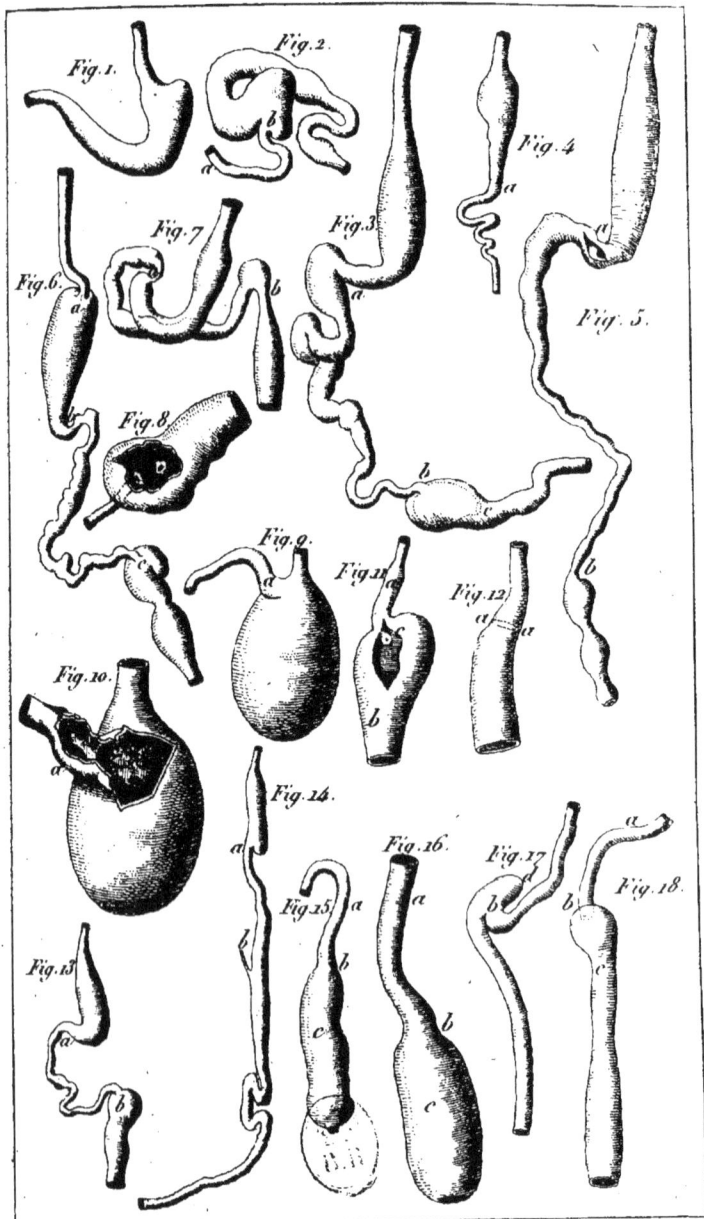

Gravé par N. Ranvanvelle

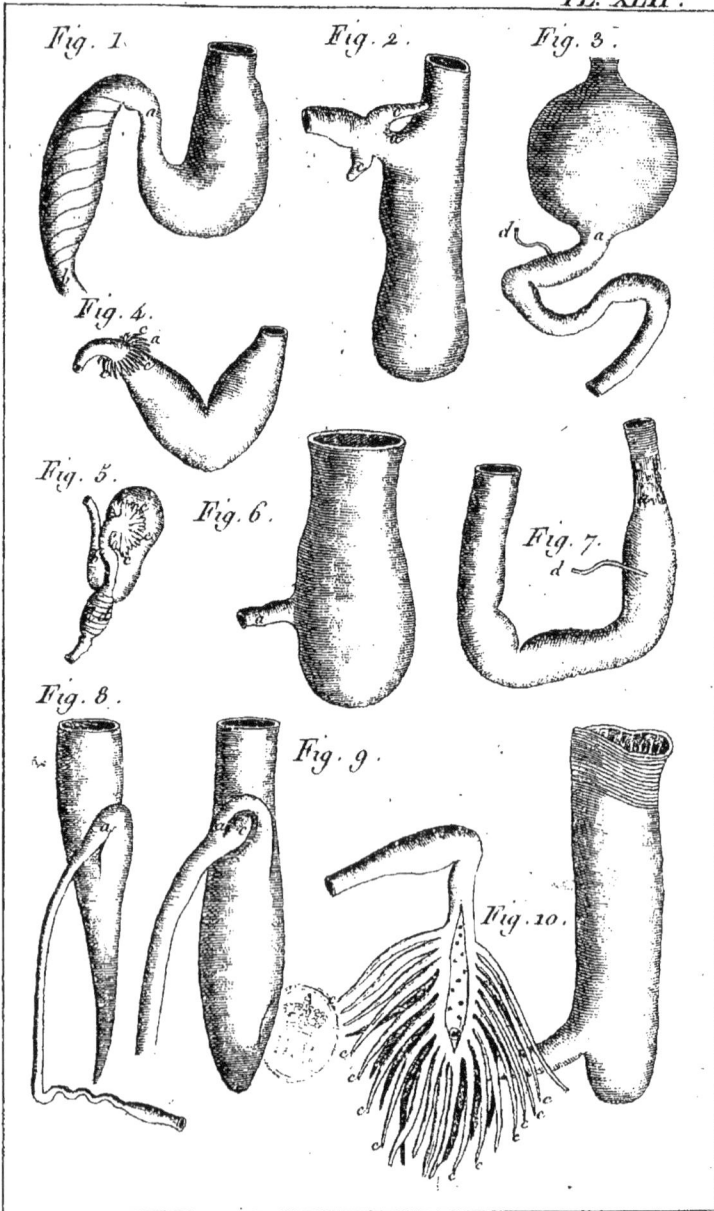

Estomacs et canal intestinal de Poissons.

Fig. 1.   Fig. 2.   Fig. 3.

Fig. 4.

Fig. 5.   Fig. 6.   Fig. 7.

Fig. 8.   Fig. 9.   Fig. 10.

Gravé par N. Ransonnette.

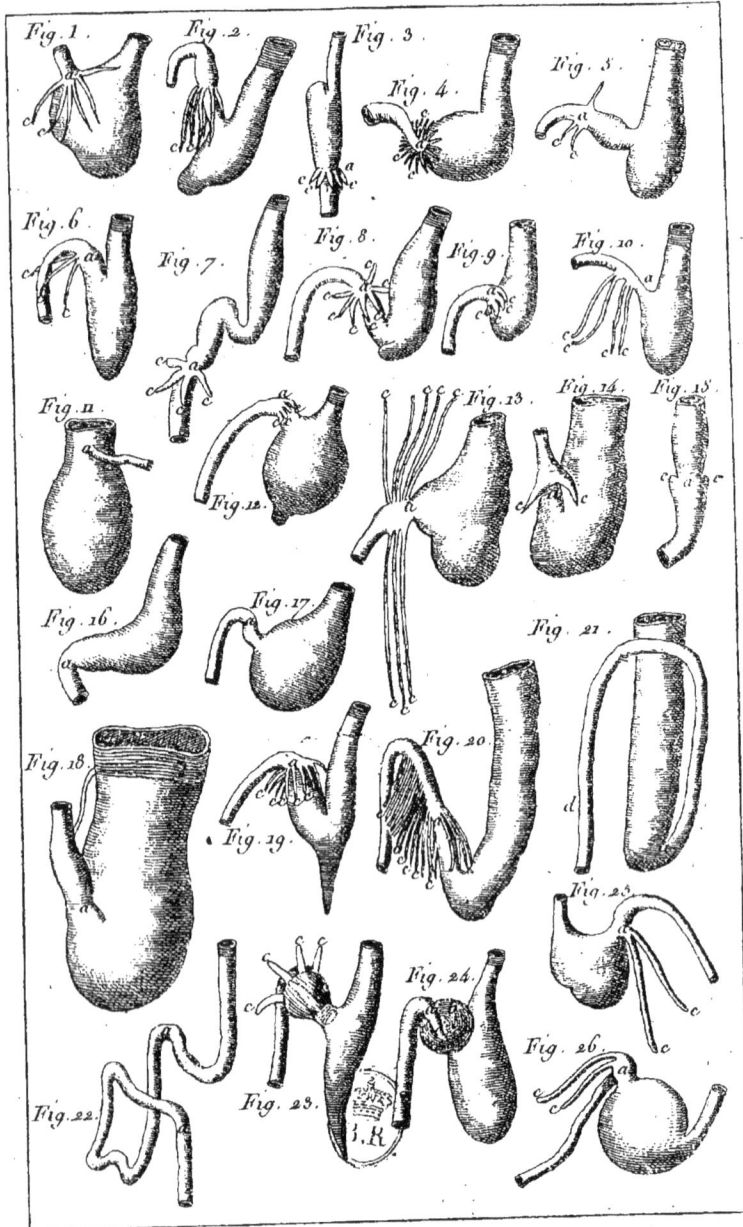

Fig. 1. Fig. 2. Fig. 3. Fig. 4. Fig. 5. Fig. 6. Fig. 7. Fig. 8. Fig. 9. Fig. 10. Fig. 11. Fig. 12. Fig. 13. Fig. 14. Fig. 15. Fig. 16. Fig. 17. Fig. 18. Fig. 19. Fig. 20. Fig. 21. Fig. 22. Fig. 23. Fig. 24. Fig. 25. Fig. 26.

Gravé par N. Ransonnette

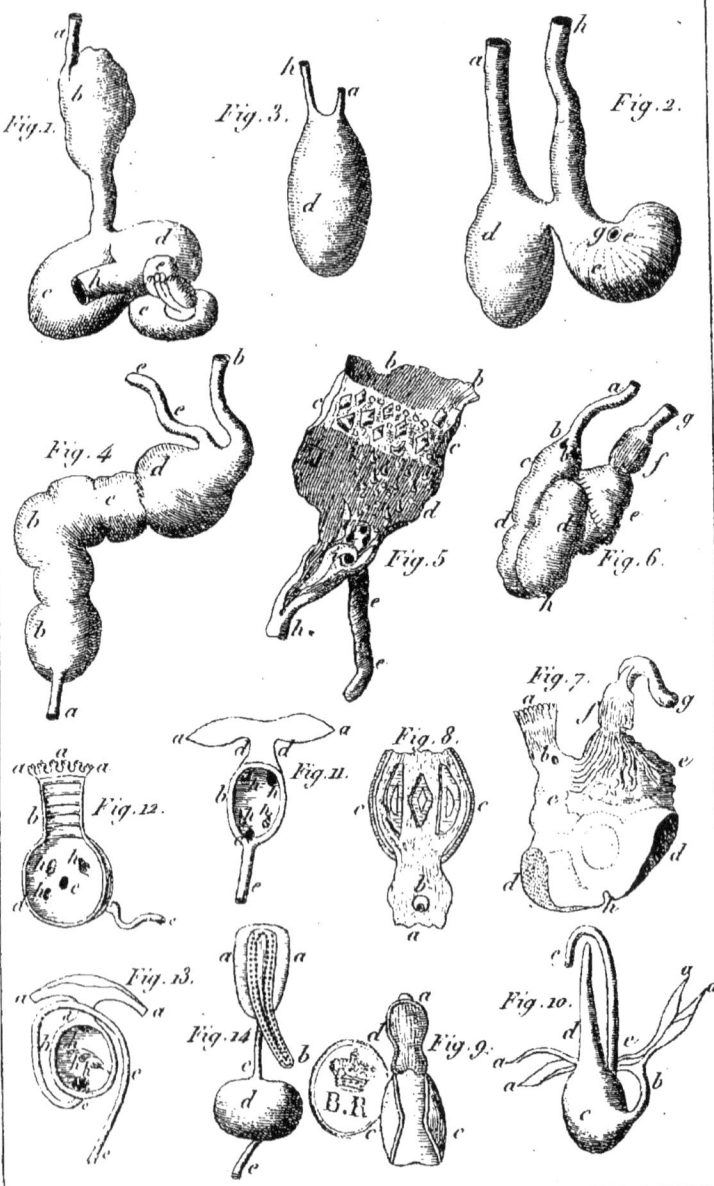

Fig. 1.
Fig. 3.
Fig. 2.
Fig. 4.
Fig. 5.
Fig. 6.
Fig. 7.
Fig. 12.
Fig. 11.
Fig. 8.
Fig. 13.
Fig. 14.
Fig. 9.
Fig. 10.

Gravé par N. Ransonnette.

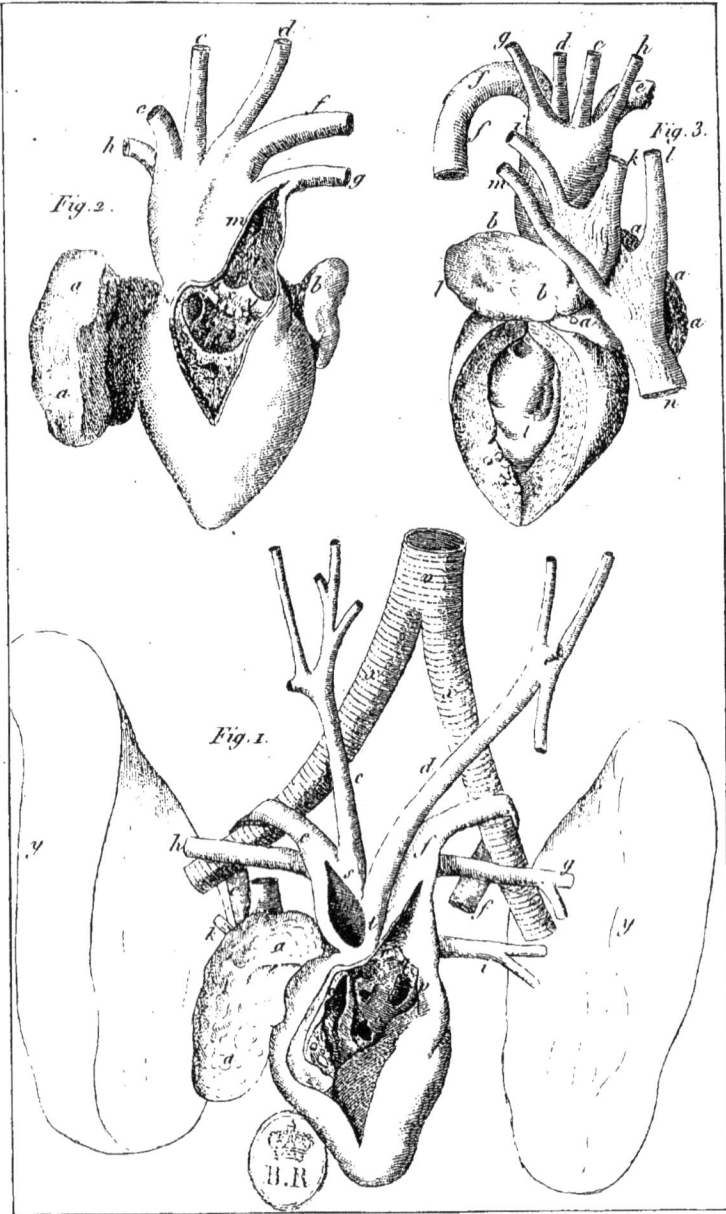

Cœur de Crocodile.

Pl. XLV.

Fig. 2.

Fig. 3.

Fig. 1.

B.R

Gravé par N. Ransonette

Larincs de Mammifères.

Pl. XLVI.

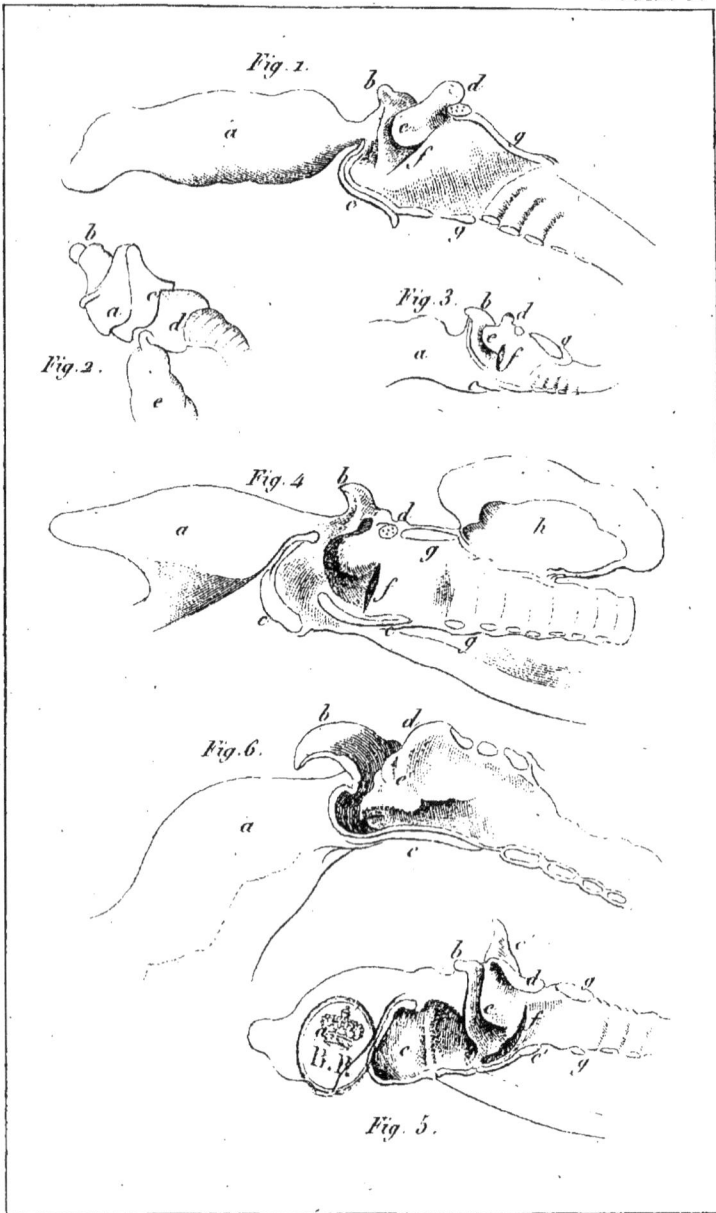

Fig. 1.

Fig. 2.

Fig. 3.

Fig. 4.

Fig. 6.

Fig. 5.

Gravé par N. Ransonette

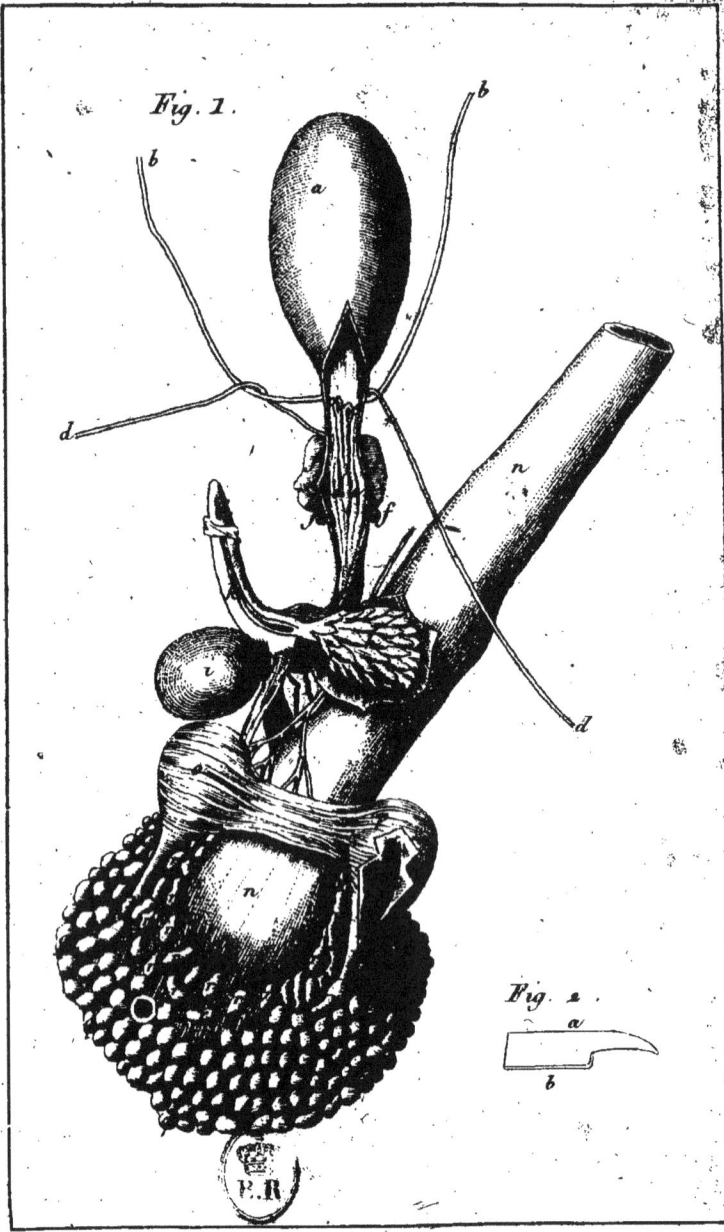

Fig. 1.

Fig. 2.

Gravé par N. Ransonnette.

Ichneumon.

PL. XLVIII.

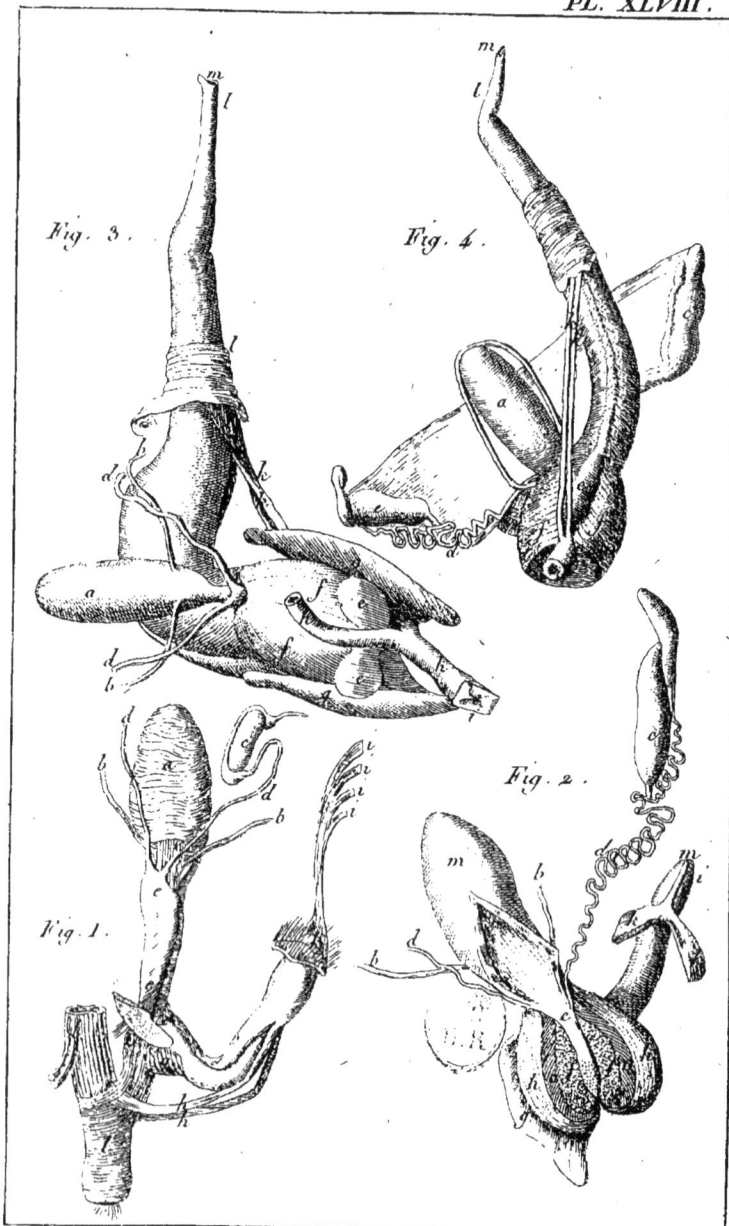

Gravé par N. Ransonnette .

3 et 4. Marsouin . 2. Dauphin . 1. Phoque .

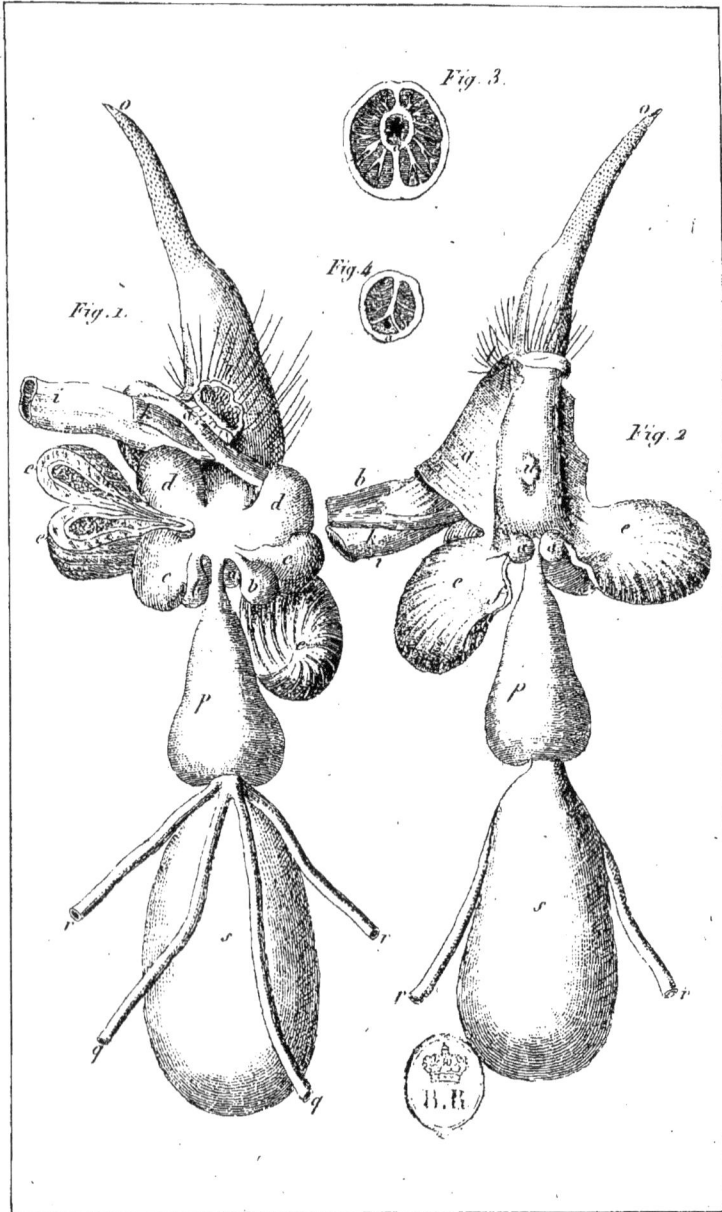

Organes mâles de la génération.

Pl. XLIX.

Fig. 3.

Fig. 4.

Fig. 1.

Fig. 2.

Gravé par N. Ransonnette

Kangurou Géant.

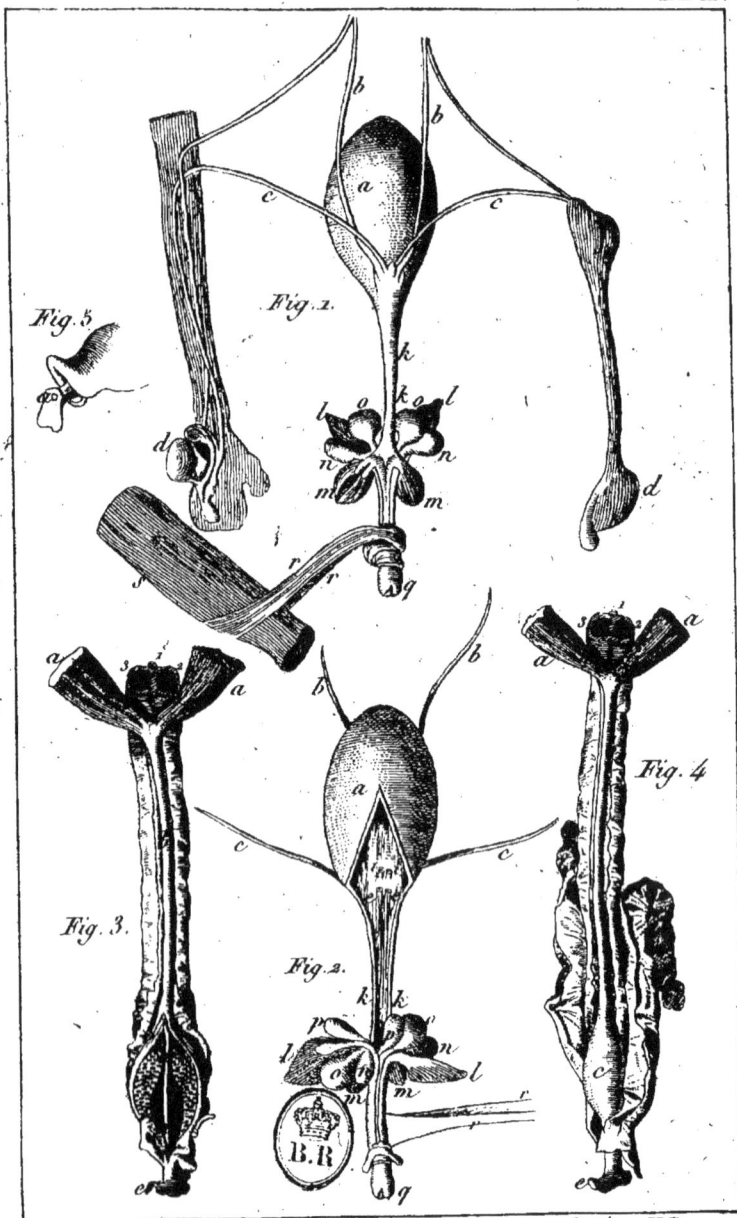

Fig.5.

Fig.1.

Fig.3.

Fig.2.

B.R

Fig.4.

Gravé par N. Ransonnette.

3. 4. 5. Rhinocéros. Phascolome. 1. 2.

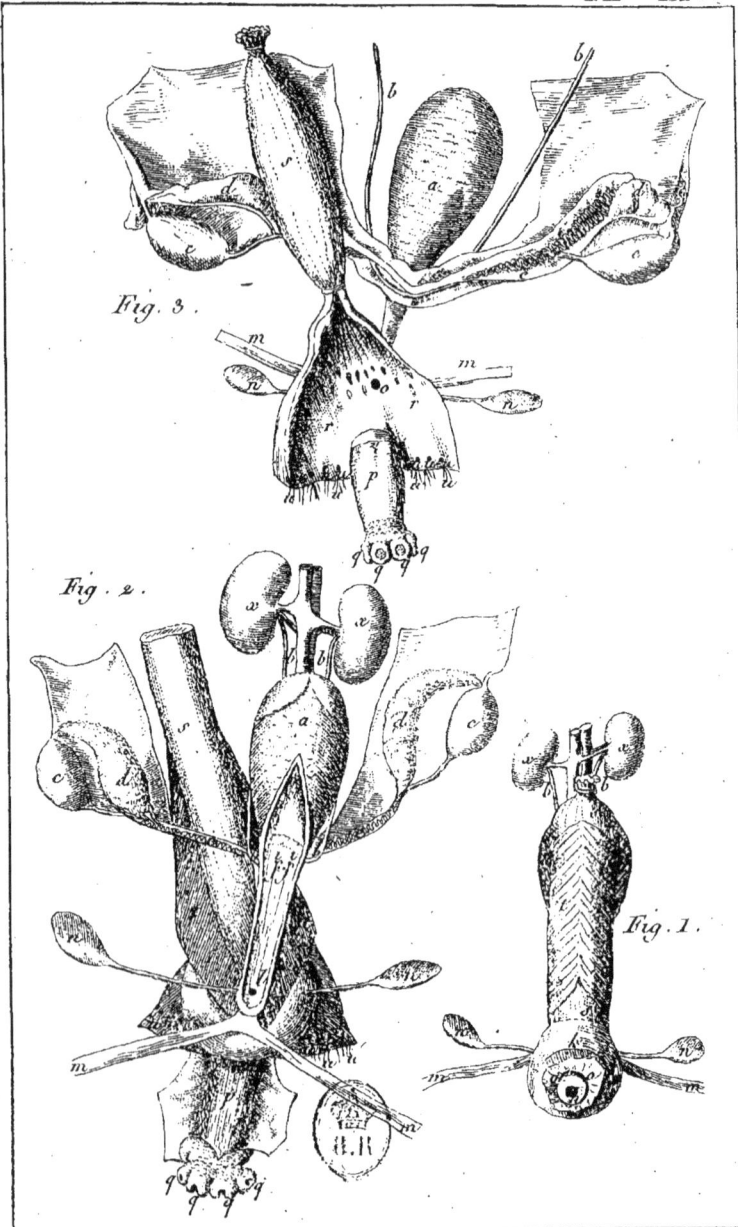

Fig. 3.

Fig. 2.

Fig. 1.

Gravé par N. Ransonnette.

Echidné.

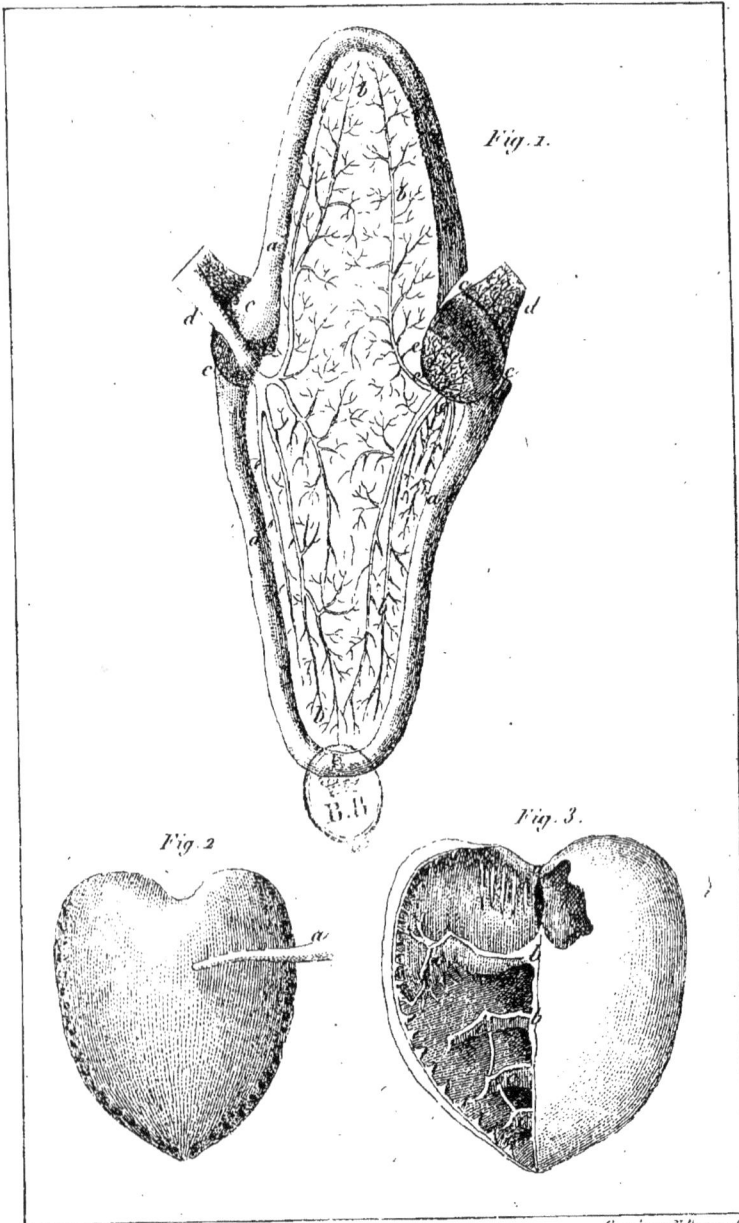

Fig. 1.

Fig. 2

Fig. 3.

Anguille 1 Silure . 2 . 3 .

Gravé par F. Ransonnette.

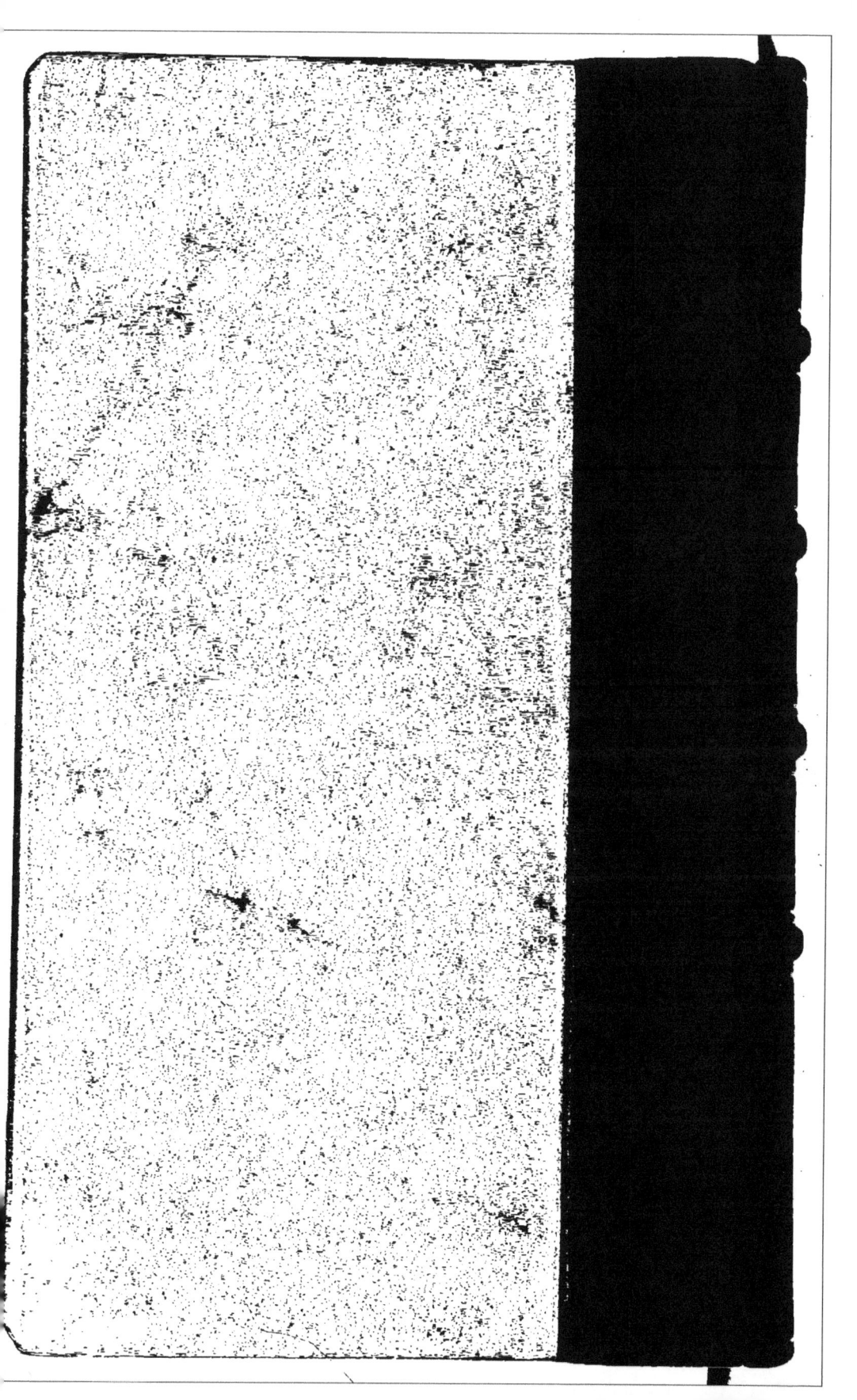

www.ingramcontent.com/pod-product-compliance
Lightning Source LLC
Chambersburg PA
CBHW070517200326
41519CB00013B/2834